Sörensen · Einführung in die Angstpsychologie

W0471155

Hochschul-Lehrtext

Eine Veröffentlichung aus dem Institut für Psychologie
der Pädagogischen Hochschule Flensburg

Herausgegeben von Prof. Dr. E. F. Kleiter
Institut für Psychologie
Pädagogische Hochschule Flensburg
Mürwiker Str. 77
D-2390 Flensburg

Maren Sörensen

Einführung in die Angstpsychologie

Ein Überblick für Psychologen, Pädagogen, Soziologen und Mediziner

3. Auflage 1994

Deutscher Studien Verlag · Weinheim

Über die Autorin:
Maren Sörensen, Diplom-Pädagogin, Jg. 59, ist Dozentin für Pädagogik, Psychologie und Didaktik des Spiels an der Bundeswehrfachschule Flensburg.

Die Deutsche Bibliothek – CIP-Einheitsaufnahme

Sörensen, Maren:
Einführung in die Angstpsychologie : ein Überblick für Psychologen, Pädagogen, Soziologen und Mediziner / Maren Sörensen. – 3. Aufl. – Weinheim : Deutscher Studien Verlag, 1994
(Hochschul-Lehrtext)
ISBN 3-89271-374-X

1. Auflage 1992
2. Auflage 1993
3. Auflage 1994

Druck nach Typoskript

Alle Rechte, insbesondere das Recht der Vervielfältigung und Verbreitung sowie der Übersetzung, vorbehalten. Kein Teil des Werkes darf in irgendeiner Form (durch Photokopie, Mikrofilm oder ein anderes Verfahren) ohne schriftliche Genehmigung des Verlages reproduziert oder unter Verwendung elektronischer Systeme verarbeitet, vervielfältigt und verbreitet werden.

© 1992 Deutscher Studien Verlag · Weinheim
Druck: Druck Partner Rübelmann, 69502 Hemsbach
Seriengestaltung des Umschlags: Atelier Warminski, 63654 Büdingen
Printed in Germany

ISBN 3 89271 374 X

Vorwort

Ziel dieser unter dem Klammertitel *"Hochschul-Lehrtext"* beim Deutschen Studien Verlag eventuell auch als Reihe vorgesehenen Bände ist es, aus und für Lehre erwachsen, eine Publikationsmöglichkeit von herausragenden didaktischen und Überblick bietenden Arbeiten zu bestimmten Themen zu eröffnen. Legitimiert wird dieses Unterfangen durch die Tatsache, daß ein wesentlicher Anteil an Energie von Hochschullehrern heute (besonders oder schon immer) auch in die Lehre fließt. Dabei handelt es sich nicht um Forschung im Sinne des Kriteriums "neu", sehr wohl aber um hochqualifiziertes Zusammentragen und didaktisches Aufarbeiten der häufig weitverstreuten, ungeheuerlichen Publikationsflut von Originalarbeiten in oft mehreren verschiedenen Fremdsprachen. Es ist nicht einzusehen, warum diese Arbeit nur von lokalem und zeitlich begrenztem Interesse sein soll und an anderen Instituten für die Lehre erneut geleistet werden muß. Warum soll hier nicht ein Austausch über die "schwarze Literatur" hinaus geschehen. Autoren können dabei Diplomierte, Assistenten und Professoren oder diese im Team sein, und die inhaltliche Konzeption und Aufbereitung kann von Fall zu Fall ganz unterschiedlich erfolgen. Kriterium ist lediglich, daß der Text in irgendeiner Weise aus der Lehre erwachsen ist oder/und in der Lehre oder über Prüfungskandidaten bereits erprobt wurde. Es ist also der vorliegende Band nicht als Maßstab für andere eventuell nachfolgende, von anderen verfaßte Texte, anzusehen. Die einzelnen Bände könnten je nach Angebot und Nachfrage in lockerer Abfolge erscheinen.

Der vorliegende Band ist nun unmittelbar aus meinen Veranstaltungen zur Angstpsychologie hervorgegangen. Grundlage ist die im Zeitraum von einem weiteren Jahr erheblich umgearbeitete Fassung der Diplomarbeit zum gleichen Thema von Frau Maren Sörensen. Vorlage war ein von mir verfaßtes umfangreiches Manuskript zu der Veranstaltung "Psychologie der Angst". An Literatur eingearbeitet wurden neben den bekannten Lehrbüchern eine Computer-Recherche von 363 Zeitschriftentiteln, soweit sie als relevant befunden wurden. Hierbei sei dem Land Schleswig-Holstein für die großzügige finanzielle Unterstützung des Projektes gedankt.

Der Bedarf eines Überblick stiftenden Buches zur Angstpsychologie ergab sich einerseits, weil sich inzwischen mehrere "Hochburgen" der Angstpsychologie in Deutschland gebildet haben, einige der bekannten Lehrbücher nun inzwischen vor 10 bis 15 Jahren erschienen sind und die englischsprachige Literatur zum Thema erheblich angewachsen ist. Es galt also einen "Reader" für Studenten zu schreiben, der in möglichst knapper und sachlicher Form, ohne ins Detail zu gehen, die verschiedenen Ansätze und Strömungen der Angstpsychologie darstellt. Für viele Studenten ist aus Selbstbetroffenheit das Thema "Angst" eines der Haupt- und Lieblingsthemen im Sinne einer Selbsttherapie. Nachgefragt und studiert wird das Thema in erster Linie als "Subjekt". Es war daher wichtig, das Studium der Angstpsychologie für den Studenten zu objektivieren, heißt, Angst auch zum "Objekt" des Studiums zu machen und damit den Studenten nicht nur in seiner Selbstbetroffenheit zu belassen und Angst ausschließlich als seine eigene Angelegenheit betrachten.

Der Studierende darf nun von dem vorliegenden Buch nicht zu viel verlangen. Es soll ein Aufmacher sein, einsetzbar für eine **Vororientierung** und als **Studienleitfaden** für ein Studium der Originalliteratur. Das Buch dient der Beantwortung der Fragen "Was gehört im Augenblick zur Angstpsychologie?", "Welche Strömungen und Richtungen existieren zur Zeit hauptsächlich in Deutschland, aber auch international?" und "Welche Literatur könnte ich für ein vertiefendes Studium verwenden?". Didaktischer Einsatzort wäre also z.B., daß die Studenten das Buch in den Semesterferien vor Beginn der Veranstaltung als vorausgehende Hausaufgabe lesen, oder daß der Veranstaltungsleiter das Buch als strukturstiftenden Leitfaden für die Veranstaltung z.B. für eine Abfolge von vertiefenden Referaten verwendet. Selbstverständlich kann es auch als Leitfaden für autodidaktische Studien oder für Prüfungskandidaten verwendet werden.

In diesem Sinne didaktisch eingesetzt, halte ich das vorliegende Buch von Frau Sörensen für ein Studium der Angstpsychologie für ausgesprochen geeignet.

Flensburg, im Februar 1992 Ekkehard F. Kleiter

INHALT

Einleitung

Mit diesem Buch wird eine *Einführung in die Angstpsychologie* angestrebt. Die Einführung soll systematisch und möglichst knapp gehalten sein, aber zugleich den Leser über die wichtigsten Ansätze informieren. Beabsichtigt ist, einen Überblick zu geben über Angst als Konstrukt, den Verlauf von Angst, sowie ihre Entstehung, Messung und Verarbeitung. Der Text konzentriert sich zur besseren Übersicht auf die Darstellung von Kerninhalten und Hauptvertretern. Ziel des vorliegenden Buches soll sein, Studierenden der Psychologie, Pädagogik, Soziologie sowie der Medizin einen Überblick über verschiedene Angstkonzepte zu geben, und Kenntnisse über den Verlauf akuter Angstzustände und Angst als Persönlichkeitseigenschaft zu vermitteln.

Grundkenntnisse über kognitive, lerntheoretische und psychoanalytische Begriffe und Paradigmen sind dem Verständnis der Arbeit förderlich; wo sie nicht vorhanden sind, kann auf die an den jeweiligen Stellen gegebenen Literaturhinweise zurückgegriffen werden.

Kapitelabfolge:

Das Buch ist in folgende 7 Kapitel untergliedert:

Kapitel (1) gibt zunächst allgemeine Definitionsversuche von Angst, wobei Angst und Furcht differenziert werden. Weitere Abschnitte charakterisieren Angst als Zustand und als Wesenszug, sowie Angst als Erregung.

Kapitel (2) bringt die klassische psychoanalytische, behavioristische und kognitionstheoretischen Deutungen von Angst, die als Grundlage für unterschiedliche Theorien zur Entstehung von Angst dienen.

In Kapitel (3) wird über ein hypothetisches Modell der Auslösung von Angst durch elterliche Erziehungsstile, und ihre Wirkung auf die Entwicklung persönlicher Bewältigungsstile beim Kind berichtet.

Kapitel (4) gibt einen Überblick über globale und spezifische Ansätze zur Angstneigung und beschreibt ein weiterführendes Modell, das sich - bezogen auf Leistungsangst - mit Komponenten eines Angstprozesses auseinandersetzt.

Das 5. Kapitel befaßt sich mit verschiedenen Angstarten wie Existenzangst, sozialer Angst und Leistungsangst.

Kapitel (6) gilt dem Umgang mit Angst aus psychoanalytischer, lerntheoretisch-kognitiver und kognitionstheoretischer Sicht und

Kapitel (7) gibt abschließend eine Übersicht über Angstmerkmale und -meßmethoden.

Kapitel 1:
Angstdefinition und Angstkonzepte

Zum Thema Angst existiert eine Fülle von - zum Teil mehrbändigen- Sammelreferaten zu unterschiedlichen Bereichen von Angst an sich (vgl. SPIELBERGER 1966; SPIELBERGER & SARASON 1975; 1977; 1978; SARASON 1980; KROHNE 1985; BIRBAUMER 1973; 1977), bis hin zu Arbeiten über kulturell bedingte Unterschiede bei Angstentstehung, -symptomatik und -verarbeitung (vgl. SARNOFF 1958; IWAWAKI et al. 1967; SPIELBERGER & DIAZ-GUERRERO 1976; CH. SCHWARZER & DEIBL-GROBSCHMIDT 1986; KIM 1988).

An dieser Stelle werden zunächst einige Definitionsversuche von Angst vorgestellt, die einen allgemeinen Überblick über den Begriff Angst geben sollen, bevor deren einzelne Elemente - von der Angst-Entstehung bis zur versuchten oder gelungenen Verarbeitung der Angst - dargestellt werden.

1.1. Definition von Angst

Das Wort "Angst" ist verwandt mit dem lateinischen "angustus" und bedeutet "eng", "beengend", "die freie Bewegung hindernd" (MENGE & GÜTHLING 1965, 7). In DORSCH (1987), Psychologisches Wörterbuch, wird Angst definiert als

> **"ein mit Beengung, Erregung, Verzweiflung verknüpftes Lebensgefühl, dessen besonderes Kennzeichen die Aufhebung der willensmäßigen und verstandesmäßigen 'Steuerung' der Persönlichkeit ist. Man sieht in der Angst auch einen aus dem Gefahrenschutzinstinkt erwachsenden Affekt, der, teils in akutem Ausbruch (dem Schreck verwandt), teils in schleichend-quälender Form eine elementare Erschütterung bewirkt."**
> **(DORSCH 1987, 34).**

Angst wird als unangenehmer emotionaler Zustand beschrieben. Ähnlich wie bei DORSCH lauten andere wissenschaftliche Definitionen eines aktuellen Angstzustandes. Eine bündige Definition, die den kognitiven Aspekt der Angst berücksichtigt, geben

HACKFORT & SCHWENKMEZGER (1985):

> **"Angst ist eine kognitive, emotionale und körperliche Reaktion auf eine Gefahrensituation bzw. auf die Erwartung einer Gefahren- oder Bedrohungssituation. Als kognitive Merkmale sind subjektive Bewertungsprozesse und auf die eigene Person bezogene Gedanken anzuführen.... Emotionales Merkmal ist die als unangenehm erlebte Erregung, die sich auch in physiologischen Veränderungen manifestieren und mit Verhaltensänderungen einhergehen kann."**
> **(HACKFORT & SCHWENKMEZGER 1985, 19).**

Von ROST & HAFERKAMP (1979) stammt eine Angst-Definition, die aufgrund ihrer empirischen Überprüfbarkeit Ausgangspunkt einer wissenschaftlichen Untersuchung sein könnte:

> **"Angst ist ein *Spezialfall eines Erregungs- und Spannungszustandes* mit spezifischen somatischen und psychischen Empfindungen und Reaktionen. Sie ist gekennzeichnet durch Vorwegnahme, aktuelle Empfindung oder Erinnerung einer subjektiv bedeutsamen realen oder vorgestellten Unsicherheit (...) bzw. Bedrohung (Versagen, Schmerz, Gefahr) im weitesten Sinne und wird in der Regel durch gelernte Hinweisreize ausgelöst. Angst neigt zur Generalisierung (d.h. Ablösung von den ursprünglich angstauslösenden Ereignissen und Koppelung mit an und für sich unbedrohlichen Reizen) bis hin zur Verselbständigung im Sinne einer generellen Verhaltenstendenz."**
> **(ROST & HAFERKAMP 1979, 3).**

1.1.1. Angst als Konstrukt

Mit Beschreibungen kann versucht werden, sich der Empfindung von Angst sprachlich zu nähern. Angst ist ein hypothetisches *Konstrukt,* eine Abstraktion, die zur Erklärung eines Phänomens dienen soll. Angst kann nur wahrgenommen und beschrieben werden, nicht gemessen. Meßbar sind lediglich die Auswirkungen von Angst, nicht die Angst selbst. Mit Fragebogen werden Verhaltensdimensionen abgefragt und physiologisch werden Aktivierungsmaße erfaßt. Von Veränderungen dieser Werte wird auf Angst geschlossen.

Obwohl man zu einer allgemeinen Definition von Angst gelangen kann, ist Angst doch kein einheitliches Phänomen, sondern ein komplexes Thema mit voneinander zu unterscheidenden Konzepten. Der Angstbegriff wird in diesem Abschnitt nach folgenden Angstkonzepten behandelt:

- **[a] Angst und Furcht,**
- **[b] Angst als Zustand und als Wesenszug,**
- **[c] Angst und Erregung.**

1.2. Angst und Furcht

Angst und Furcht werden im täglichen Sprachgebrauch oft synonym benutzt. Beides sind Bezeichnungen für eine emotionale Erregung im Zusammenhang mit der Wahrnehmung von Gefahr. Angsttheoretiker differenzieren den Angst- und Furchtbegriff unterschiedlich (vgl. HUPPMANN & HELLHAMMER 1978). Eine Unterscheidung dieser beiden Zustände geht auf den Philosophen KIERKEGAARD (1952, 40) zurück. Furcht bezieht sich auf etwas Konkretes - zum Beispiel eine bevorstehende Operation, oder Furcht vor Hunden, nachdem jemand gebissen wurde - Angst dagegen ist diffus und ungerichtet. Sie kann beispielsweise auftreten, wenn man sich allein in einer unbekannten dunklen Gegend befindet oder bei einem Kind, das sich verlaufen hat.

1.2.1. Generelle Angst-Furcht-Differenzierung

LAZARUS (1966, 311) bezeichnet Angst als eine *mehrdeutige* Gefahrensituation, in der eine angemessene Handlung nicht möglich scheint. Furcht ist auf eine *eindeutige* Gefahrenquelle gerichtet und löst Fluchtverhalten aus. KROHNEs (1975, 11) Unterscheidung von Angst- und Furchtmerkmalen stellt sich folgendermaßen dar:

Angstmerkmale	**Furchtmerkmale**
* **Gefahrenreiz**	* **eindeutige Gefahrenquelle**
* **Unsicherheits- bzw. Mehrdeutigkeitserlebnis**	* **Fluchttendenz**
* **Reaktionsblockierung**	

Bei FREUD (1926, 197f.) steht Angst in Zusammenhang mit "Erwartung", ist also auf die Zukunft gerichtet, unbestimmt und objektlos. Furcht ist auf ein Objekt gerichtet. FREUD nennt die Furcht auch "Realangst", im Gegensatz zur "neurotischen Angst" (vgl. 2.1.2.1.). Neurotische Angst läßt sich wiederum je nach Ausdrucksweise in drei Formen unterteilen (vgl. DAVISON & NEALE 1984, 123):

[a] frei-flottierende Angst,
[b] Phobie und
[c] Panikreaktion.

Zu [a]: Frei-flottierende Angst
Frei-flottierende Angst ist eine ständig vorhandene, nicht situationsadäquate und unspezifische Angst.
Zu [b]: Phobie
Eine Phobie ist eine besonders intensive aber irrationale Angst vor bestimmten Situa-

tionen oder Objekten und geht mit Vermeidungsverhalten einher. Es gibt beispielsweise Katzenphobien oder Klaustrophobie, die Angst vor dem Aufenthalt in geschlossenen Räumen.

Zu [c]: Panikreaktion
Die Panikreaktion in der psychoanalytischen Theorie ist ein plötzlicher Angstausbruch, von dem eine Person überwältigt wird.

EPSTEIN (1973, 215) definiert Angst als "Zustand ungerichteter Aktivierung bei der Wahrnehmung von Gefahr". Die Angst ist unbestimmt und wird nicht in eine spezifische Vermeidungsreaktion kanalisiert. Die Quelle der Angst kann nicht präzisiert werden. Furcht dagegen richtet sich auf etwas Bestimmtes und geht mit gerichtetem Vermeidungs- und Bewältigungsverhalten einher.

CATTELL & SCHEIER (1961, 12) und CATTELL (1966) unterscheiden Angst und Furcht: Angst ist die Reaktion auf Ankündigungssignale für die eigentlichen Furchtobjekte. Die gefährliche Situation ist noch nicht eingetreten, und es ist ungewiß, ob sie überhaupt eintreten wird. Solche Angstzustände können lange andauern.

Ankündigungssignale treten in der Literatur auch unter dem Synonym "Hinweisreiz" oder dem englischen Begriff "cue" auf.

1.2.2. Bedingte Angst-Furcht-Differenzierung

IZARD & TOMKINS (1966, 99) fordern, Furcht und Angst als austauschbare Begriffe zu behandeln. IZARDs (1972) differentielle Emotionstheorie bezeichnet Angst als "eine Kombination oder ein Muster von fundamentalen Emotionen, darunter Furcht und zwei oder mehr der Emotionen Kummer, Zorn, Scham/Schüchternheit, Schuldgefühl und die positive Emotion Interesse/Erregung" (IZARD 1981, 116).

Der Angstbegriff schließt den der Furcht mit ein (THURNER 1970, 188). Da eine exakte Unterscheidung der Zustände Furcht und Angst zwar theoretisch möglich, aber zumindest praktisch und im Experiment schwierig ist, geht die allgemeine Tendenz dahin, die beiden Begriffe als austauschbar anzusehen. (vgl. z.B. MOWRER 1939; PÖLDINGER 1988). "Angesichts der Komplexität unserer gesellschaftlichen Zusammenhänge greifen reale und irrationale Befürchtungen ineinander." (PÖLDINGER 1988, 19).

BECKER (1980, 307f.) vertritt ebenfalls die Unhaltbarkeit einer stets möglichen Abgrenzung zwischen Angst und Furcht, hält aber im klinischen Bereich eine Unterscheidung für hilfreich:

> **"Die Unterscheidung verbessert den Zugang zum Verständnis pathologischer Angstformen. So läßt sich eine Phobie als extreme Form der Furcht vor bestimmten - anderen Menschen relativ harmlos erscheinenden - Objekten oder Situationen mit ausgeprägten Vermeidungs- oder Sicherungstendenzen auffassen. Angstneurotiker sind hingegen Menschen, die nicht oder nicht ohne weiteres klare Angstquellen benennen können oder über stark generalisierte Ängste, die auch als frei-flottierende Ängste auftreten können, klagen.**
>
> **Die Unterscheidung besitzt eine praktische therapeutische Relevanz. Für Menschen mit extremer Furcht und Vermeidungstendenz (Phobiker) bieten sich andere Therapiemethoden als für Angstneurotiker an."**
> **(BECKER 1980, 307f.).**

Man beachte, daß BECKER (1980, 307) im Gegensatz zu FREUD (1926, 157) die Phobien nicht zur Angst sondern zur Furcht zählt (vgl. 1.2.1.).

1.3. Angst als Zustand und als Wesenszug

Angst kann (sowohl als auch) sein:

[a] Zustand und
[b] Wesenszug .

Die Unterscheidung bezieht sich darauf, ob der Angstauslöser eher ein situativer Reiz [a] oder mehr eine ausgeprägte Disposition [b] ist.

Zu [a]: Angst als Zustand
Allgemein läßt sich Zustandsangst als akut und zeitlich vorübergehend definieren. Sie ist von starker Intensität und kurzer Dauer.

Zu [b]: Angst als Wesenszug
Angst als Wesenszug ist von geringerer Intensität, aber unbestimmter Dauer. Wesentlich ist die Häufigkeit der Angstauslösung: Angst als Wesenszug, als Persönlichkeitsmerkmal, bedeutet die Neigung einer Person, relativ häufig auf Situationen mit Zustandsangst zu reagieren.
Die Unterscheidung von Angst als Zustand und als Wesenszug geht zurück auf CATTELL & SCHEIER (1960; 1961) sowie SPIELBERGER (1966a). Sie prägten die Bezeichnungen "anxiety state" und "anxiety trait".

SPIELBERGER differenziert:

> **"Research findings suggest that it is meaningful to distinguish between anxiety as a transitory state and as a relatively stable personality trait, and to differentiate between anxiety states, the stimulus conditions that evoke them, and the defenses that serve to avoid them. There is considerable general agreement that anxiety states (A-states) are characterized by subjective, consciously perceived feelings of apprehension and tension, accompanied by or associated with activation or arousal of the autonomic nervous system. Anxiety as a personality trait (A-trait) would seem to imply a motive or acquired behavioral disposition that predisposes an individual to perceive a wide range of objectively nondangerous circumstances as threatening, and to respond to these with A-state reactions disproportionate in intensity to the magnitude of the objective danger."**
> **(SPIELBERGER 1966a, 16f.).**

1.3.1. Zustandsangst (A-state)

Beim Angstzustand handelt es sich um ein komplexes Reaktionsmuster: Zustandsangst ist ein privates Erleben, das verbal mitgeteilt werden kann, aber von Außenstehenden nicht immer wahrgenommen zu werden braucht. Kognitiv handelt es sich um eine Situation, die vom Individuum bewußt als Bedrohung oder Anforderung eingeschätzt wird, bei gleichzeitiger Registrierung der eigenen Handlungsinkompetenz (vgl. LAZARUS 1966; SCHACHTER 1966; EPSTEIN 1973; KROHNE 1975, 10). Physiologisch kommt es zur Erregung des sympathischen Anteils des autonomen Nervensystems, die gekennzeichnet ist durch erhöhten Blutdruck und erhöhte Herzfrequenz, Zittern, vermehrte Schweißsekretion und Hemmung der Magen-Darm-Motorik. Ein solcher Anstieg der Reaktionsbereitschaft soll Menschen in akuten Gefahrensituationen zur Flucht befähigen oder Angriffsreaktionen ermöglichen.

1.3.2. Angst als Wesenszug (A-trait)

Angst als Wesenszug wird wissenschaftlich meist synonym benutzt mit "Eigenschaftsangst", "Angst als Disposition", "Angstneigung" oder "Ängstlichkeit". International sind die Begriffe "A-trait" oder "trait-anxiety".

Angstneigung ist eine relativ stabile und zeitlich überdauernde Persönlichkeitseigenschaft. Das Trait-Konzept besagt, daß Personen mit hoher Angstneigung Situationen häufig als bedrohlich erleben, wobei die Reaktionsintensität objektiv in keinem Verhältnis zum Auslöser oder zum Motiv der Angst steht. Angst als Wesenszug ist eine erworbene Verhaltensdisposition. Zustandsangst und Angstneigung sind zwei Angstaspekte, die von SPIELBERGER in seiner State-Trait-Anxiety-Theorie (1966a; 1980) ausführlich besprochen werden.

1.4. Angst und Erregung (Arousaltheorie)

Nach dem Arousal-Konzept handelt es sich bei Angst um eine *spezifizierte physiologische Erregung*. Die Erregung soll den Organismus befähigen, im Bedarfsfall auf interne oder externe Reize zu reagieren - zum Beispiel mit Flucht.

Für den Begriff "Erregung" oder "Arousal" wird synonym der Ausdruck Aktivierung/ Aktivation (engl. 'activation') verwandt (vgl. KROHNE 1975, 13 ; HACKFORT & SCHWENKMEZGER 1985, 24).

Beim Arousal handelt es sich um eine Bandbreite von Aktivierungsgraden, "die vom Tiefschlaf über das Wachsein zur angespannten Aufmerksamkeit bis hin zur überstarken Erregung reichen" (BECKER-CARUS 1981, 120). Aktivation ist eine Funktion des aufsteigenden retikulären Aktivationssystems (ARAS) (MALMO 1966, 158; BECKER-CARUS 1981, 119). Am ARAS ist unter anderem die Formatio reticularis beteiligt, ein Nervengeflecht des Zentralnervensystems, das für die Bewußtseinshelligkeit verantwortlich ist. Von hier aus kommt es durch Erregungsströme zur *unspezifischen* Weckung des Großhirns, das die Aufgabe hat, die Ursache des Arousals zu bestimmen. Angst ist nach dieser Theorie also spezifizierte Erregung.

1.4.1. YERKES-DODSON-Gesetz

Die Aktivation eines Menschen - im Sinne von psychophysischer Erregung - ist auch für den Zusammenhang von Angst und Leistung von Bedeutung. Angst behindert jedoch nicht immer auch die Leistungsfähigkeit: Vielmehr ist ein mittlerer Grad an Erregung für Leistung (z.B. Problemlösen) optimal, bei niedriger oder hoher Aktivierung dagegen ist die Leistung geringer. Wie in Abbildung (1) verdeutlicht, besteht ein kurvilinearer Zusammenhang zwischen Aktivation und Leistung.

Diese Beziehung wurde entdeckt von YERKES & DODSON (1908) und nach ihnen YERKES-DODSON-Regel oder -Gesetz genannt. Die beiden Forscher machten Versuche mit Mäusen, deren Lernverhalten sie bei unterschiedlich starken Elektroschocks beobachteten. Sie stellten fest, daß schwache Schocks das Lernen forcierten und starke Schocks den Lernvorgang behinderten. Zusätzlich ergab ihre Untersuchung, daß bei schwierigen Aufgaben die Beeinträchtigung der Mäuse durch Schocks beim Lernen größer war, als bei einfachen Aufgaben. Offensichtlich besitzt nicht nur der Erregungsgrad, sondern auch die *Aufgabenschwierigkeit* Beutung für die Lernleistung.

Diese Zusammenhänge werden in Abbildung (1) veranschaulicht. Man beachte, daß die Kurven idealtypisch gezeichnet sind.

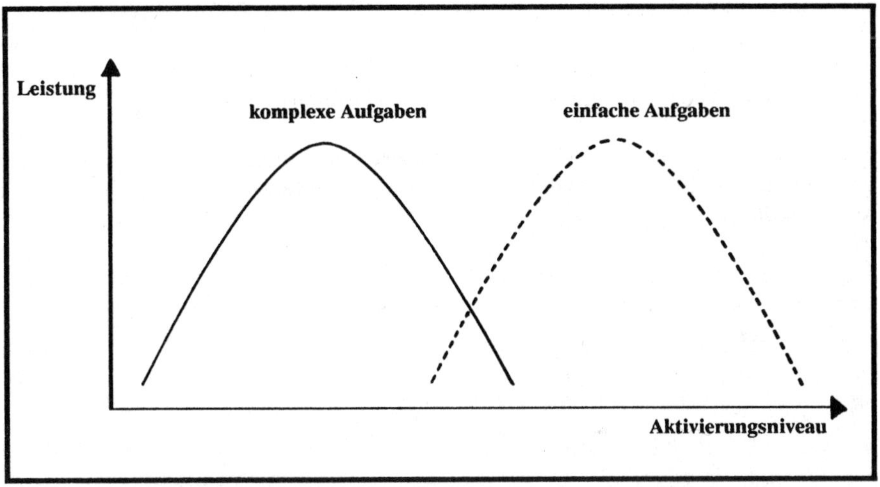

Abb. 1: Zusammenhang zwischen Leistung und Aktiviertheit bei unterschiedlicher Aufgabenschwierigkeit nach der Theorie von YERKES & DODSON (aus HACKFORT & SCHWENKMEZGER 1985, 177).

Übertragen auf emotionale Belastungen bei Menschen ergibt sich daraus: Bei zu geringer Aktiviertheit (keine Angst), ebenso wie bei extremer Angst ist die Leistungsfähigkeit einer Person äußerst stark eingeschränkt oder schwindet vollkommen (vgl. BECKER-CARUS 1981, 120).

Es kann hieraus geschlossen werden, daß vor Prüfungen Bedingungen wie Übermüdung oder starke Prüfungsangst sich ausgesprochen negativ auf das *Lernvermögen* auswirken. Personen ohne oder fast ohne Prüfungsangst hingegen lernen möglicherweise zu wenig, weil es ihnen an "Antrieb" fehlt.

Zusammenfassung

(1.)
Angst ist ein hypothetisches Konstrukt.
(2.)
Angst ist eine Reaktion auf eine Gefahrensituation, die sich kognitiv als Einschätzung der Situation und emotional als Erregung manifestiert; sie ist begleitet von körperlichen Veränderungen.
(3.)
Bereits auf die Erwartung einer Bedrohungssituation hin kann Angst entstehen, d.h. Angst kann antizipiert werden.
(4.)
Es lassen sich Angst und Furcht differenzieren: Während Furcht sich auf einen konkreten Sachverhalt bezieht, wird Angst als unbestimmt und mehrdeutig erlebt.
(5.)
Angst kann sowohl ein Zustand sein und ist dann akut und zeitlich vorübergehend, als auch ein Persönlichkeitsmerkmal, d.h. eine zeitliche überdauernde Neigung zu häufigen Angstreaktionen.
(6.)
Angst versetzt Menschen in einen Erregungszustand, der zu Leistungsbeeinträchtigung führen kann, allerdings als "Antrieb" auch leistungsfördernd wirkt - relevant ist hier der Grad der Erregung.

KAPITEL 2: Entstehung von Angst

Die Angstentstehung wird von verschiedenen theoretischen Positionen der Psychologie unterschiedlich beurteilt.

Unterschieden werden gewöhnlich die drei grundlegenden Richtungen:

[a] Kognitive Psychologie,
[b] Behaviorismus und
[c] Psychoanalytische Theorie.

Der kognitionstheoretische Erklärungsansatz betont die Bewertungsprozesse bei der Angstentstehung, während von Behavioristen die Angst als gelernte Reaktion und als gelernter Triebreiz gesehen wird. Innerhalb der psychoanalytischen Theorie ist Angst die Folge eines internen Konflikts.

Die Angsttheorien dieser drei theoretischen Positionen werden nachfolgend beschrieben, um ihre unterschiedlichen Auffassungen der Angstentstehung aufzuzeigen.

2.1. Psychoanalytische Theorie

Innerhalb der psychoanalytischen Theorie FREUDs ist Angst ein Signal für einen Konflikt des Ichs mit Anforderungen aus dem Es, dem Überich oder der Umwelt.

FREUDs Angstkonzept ist von zentraler Bedeutung für die Psychologie der Neurosen. Er entwickelte zwei Angsttheorien:

[a] die Theorie der "Angstneurose" und
[b] die "Signaltheorie" der Angst.

Die letzte stellt eine Erweiterung und teilweise Umkehrung der ursprünglichen Theorie dar.

2.1.1. FREUDs Theorie der Angstneurose

Nach FREUDs erster Angsttheorie (FREUD 1894), in der er sich mit der "Angstneurose" befaßte, entsteht Angst durch die Unterdrückung unbewußter Impulse, d.h. nicht entladene Libido führt zu Verdrängung und wird in Angst umgewandelt (FREUD 1894, 333ff.) bzw. "in der Form der Angst abgeführt" (FREUD 1917, 322).

In formaler Schreibweise sieht diese Theorie so aus:

starke Triebspannung ----> Verdrängung ----> Angst

FREUD prägte den Begriff "Angstneurose", weil eine solche Angst aus innerer Erregung eine neurotische ist und chronisch verläuft. Der Affektzustand der Angst dagegen ist die Reaktion auf einen äußeren Reiz (Gefahr) und "ein rasch vorübergehender Zustand" (FREUD 1894, 338f.).

Diese Unterscheidung beschreibt im Ansatz die Trennung von Angst als Wesenszug und Zustandsangst aus der neueren Angstforschung (vgl. SPIELBERGER 1966a).

2.1.2. FREUDs Signaltheorie der Angst

FREUDs Signaltheorie der Angst besagt, daß Angst die Funktion eines Signals, einer Warnung vor einer antizipierten Gefahr haben kann. Sie ist dargestellt in seiner Schrift "Hemmung, Symptom und Angst" (FREUD 1926). Mit ihr revidierte FREUD seine frühere Konzeption. Diese zweite Angsttheorie setzt nicht mehr verdrängte Sexualerregung als Ursache der Angstentstehung, sondern umgekehrt ist Angst jetzt die Voraussetzung der Verdrängung (und auch aller anderen Abwehrmechanismen).

Der Signaltheorie liegt die Strukturhypothese zugrunde, nach der sich der psychische Apparat aus den drei Instanzen Es, Ich und Überich zusammensetzt. Das Ich stellt eine vermittelnde Organisation zwischen den Forderungen von Es, Überich und Realität dar. In dieser neuen Theorie ist "das Ich die eigentliche Angststätte" (FREUD 1926, 120; FREUD 1923, 287). Wenn das Ich mit einem der drei Bereiche in Konflikt gerät, produziert es Angst.

Formal läßt sich diese zweite Theorie so schreiben:

unbewältigter Konflikt ----> Angst ----> Verdrängung
(o.a. Abwehrmechanismen)

2.1.2.1. Formen der Angst

Je nach der Konfliktform und Angstquelle differenziert FREUD drei verschiedene Angstarten:

[a] Konflikt 1:	**Ich - Realität**	**---->**	**Real-Angst,**
[b] Konflikt 2:	**Ich - Es**	**---->**	**Es-Angst,**
[c] Konflikt 3:	**Ich - Überich**	**---->**	**Überich-Angst**

(FREUD 1926, 111-205).

Zu [a]: Real-Angst
Die Real-Angst entspringt einem Konflikt zwischen Ich und Realität. Sie ist die Reaktion des Ichs auf die Wahrnehmung einer bekannten äußeren Gefahr.
Diese Form der Angst repräsentiert FREUDs Auffassung von der biologisch-genetischen Grundlage der Angst als einer Äußerung des Selbsterhaltungstriebs des Ichs.

Zu [b]: Es-Angst
Aus einem Konflikt zwischen Ich und Es entsteht die Es-Angst. Die basalen menschlichen Grundbedürfnisse, deren Vertreter das Es ist, drängen auf unverzügliche und bedingungslose Befriedigung. Kann das Ich die Es-Ansprüche nicht bewältigen, bedeutet der daraus entstehende Konflikt eine Bedrohung für das innere Gleichgewicht und es kommt zu Angst. FREUD spricht hier von neurotischer Angst. Die Verdrängung der Angst ist ein Fluchtversuch des Ich, das die von innen drohende Gefahr wie eine äußere behandeln möchte. Hier ist der Zusammenhang zwischen Angst und Neurose zu sehen:

> **"Das Ich kann sich aber gegen innere Triebgefahren nicht in so wirksamer Weise schützen wie gegen ein Stück der ihm fremden Realität. Mit dem Es selbst innig verbunden, kann es die Triebgefahr nur abwehren, indem es seine eigene Organisation einschränkt und sich die Symptombildung als Ersatz für seine Beeinträchtigung des Triebes gefallen läßt. Erneuert sich dann der Andrang des abgewiesenen Triebes, so ergeben sich für das Ich alle die Schwierigkeiten, die wir als das neurotische Leiden kennen."**
> **(FREUD 1926, 187f.).**

Bei FREUD ist Angst das Zentralproblem der Neurose. Die Krankheit ist aber dort nicht Folge des Konflikts, sondern eine Verdrängungstaktik des Ichs und damit eine unzureichende Maßnahme der Angstbewältigung.

Zu [c]: Überich-Angst
Das Überich ist der aus dem Ich entstandene Träger des Gewissens, der "Erbe des Ödipuskomplexes" (FREUD 1923, 277). Die Überich-Angst oder Gewissensangst entsteht aus einem Konflikt zwischen dem Ich und dem Überich. Konfliktursache ist die Reaktion des Überich auf Triebwünsche. Es ist die Angst vor Bestrafung aus dem Überich, die vom Ich als Schuld- oder Schamgefühl erlebt wird.

2.1.2.2. Automatische Angst und Signalangst

Die Geburt betrachtet FREUD als Prototyp der Angstsituation, bei der das Neugeborene gleichzeitig extremen körperlichen Reizen ausgesetzt ist und starke Unlust empfindet (FREUD 1917, 311). Auf dieses traumatische Erlebnis geht alle spätere Angst zurück. FREUD unterscheidet nach ihren "Ursprungsweisen"

[a] automatische Angst und
[b] Signalangst:

> **"Die bei der Geburt empfundene Angst wurde nun das Vorbild eines Affektzustandes, der die Schicksale anderer Affekte teilen mußte. Er reproduzierte sich entweder automatisch in Situationen, die seinen Ursprungssituationen analog waren, als unzweckmäßige Reaktionsform, nachdem er in der ersten Gefahrsituation zweckmäßig gewesen war. Oder das Ich bekam Macht über diesen Affekt und reproduzierte ihn selbst, bediente sich seiner als Warnung vor der Gefahr und als Mittel, das Eingreifen des Lust-Unlustmechanismus wachzurufen. ... Der Angst wurden so im späteren Leben zweierlei Ursprungsweisen zugewiesen, die eine ungewollt, automatisch, jedesmal ökonomisch gerechtfertigt, wenn sich eine Gefahrsituation analog jener der Geburt hergestellt hatte, die andere, vom Ich produzierte, wenn eine solche Situation nur drohte, um zu ihrer Vermeidung aufzufordern. In diesem zweiten Fall unterzog sich das Ich der Angst gleichsam wie einer Impfung, um durch einen abgeschwächten Krankheitsausbruch einem ungeschwächten Anfall zu entgehen. Es stellte sich gleichsam die Gefahrsituation lebhaft vor, bei unverkennbarer Tendenz, dies peinliche Erleben auf eine Andeutung, ein Signal, zu beschränken."**
> **(FREUD 1926, 194f.).**

»Automatische Angst« entsteht demnach, wenn das Ich über Reize aus Es, Überich oder

Realität keine Macht gewinnen kann. Sie ist typisch für die frühe Kindheit, wenn das Ich noch nicht genügend ausgebildet ist, es gibt sie jedoch auch im Erwachsenenalter.

Im Laufe seiner Entwicklung wird das Ich aber auch fähig, Angst zu produzieren. Es kann die Konsequenzen einer traumatischen Situation, wie z.B. ansteigende Triebspannung, die nicht entladen werden kann, antizipieren, und erzeugt ***»Angst als Signal«*** für einen neurotischen Konflikt. Damit hält das Ich die Es-Impulse in Schach und dient der Vermeidung von Unlust, denn Signalangst ist abgeschwächte Angst. Sie dient der Aufrechterhaltung des seelischen Gleichgewichts und folgt so dem Selbsterhaltungstrieb.

FREUD beschreibt typische Gefahrsituationen, die in der Kindheit entstehen: Zunächst die Hilflosigkeit des Säuglings, dann die Angst vor Objektverlust in der frühesten Kindheit, in der ödipalen Phase beim Jungen die Kastrationsangst und beim Mädchen die Angst vor Genitalverletzung, sowie die Überich-Angst der Latenzzeit (FREUD 1926, 172).

Solche Ängste wirken teilweise im gesunden späteren Leben unbewußt weiter. Zu starke Ängste aber und unbewältigte Konflikte kennzeichnen den Neurotiker. FREUD definiert diejenigen Menschen als Neurotiker, die "in ihrem Verhalten zu Gefahr infantil bleiben und verjährte Angstbedingungen nicht überwinden" (FREUD 1926, 180).

Eine ausführliche Zusammenfassung der FREUDschen Angstpsychologie findet sich bei BRENNER (1986, 72ff.).

Kritische Anmerkung:
Der Angst-Theorie FREUDs fehlt die empirische Grundlage; die Instanzen Es, Ich und Überich sind lediglich hypothetische Konstrukte, auf die aufgrund von Selbst- und Fremdbeobachtungen rückgeschlossen werden kann, sich aber einem direkten empirischen Nachweis entziehen. Die Angst-Theorie von Freud liefert jedoch eine mögliche und plausible Erklärung für die Entstehung von Neurosen.

2.2. Behavioristische Theorie

Die behavioristische Theorie vertritt die Auffassung, daß Angst - wie jedes menschliche Verhalten - durch Lernen entsteht (z.B. DOLLARD & MILLER 1950, 25). Auf einen Stimulus S (Reiz) erfolgt eine Reaktion R (Response). Über die Verknüpfung: 'Wenn S, dann R', entsteht ein Habit (d.h., es bildet sich eine ' Gewohnheit' heraus).
Angst ist ein erlernter Triebreiz auf der Grundlage einer angeborenen Neigung des

Menschen, Schmerz vermeiden zu wollen. Nach Meinung der Lerntheoretiker lernen Personen aus den Konsequenzen ihrer Handlungen, weshalb Verhalten aus der Sicht einiger Behavioristen durch "reinforcement" (Verstärkung), also Erfolg/Mißerfolg und Belohnung/Bestrafung, beeinflußt wird.

Zusätzlich können *Generalisierungen (Verallgemeinerungen)* erlernt werden, und zwar

[a] von auslösenden Reizen (Reiz-Generalisierung),

oder **[b] von ängstlichen Reaktion (Reaktions-Generalisierung).**

Zu [a]: Generalisierung des auslösenden Reizes

Angst kann sich durch *Reiz-Generalisierung* von spezifischen angstauslösenden Merkmalen, Objekten oder Umständen (Ereignis-Kontexten) auf weniger spezifische Reize ausweiten, die dann dem ursprünglichen Reiz nur ähnlich oder zeitlich zufällig (annähernd) gleichzeitig aufgetreten (kontingent) sind.

Ein typisches Beispiel hierfür ist Hundeangst. Wurde eine Person von einem Hund gebissen oder erschreckt und erlebte daraufhin einige Male Angst, dann kann diese Angst generalisiert werden und von dem einen angsteinflößenden Lebewesen auf andere Hunde und Hunderassen sowie zufällige Begleitumstände ausgeweitet werden. In extremen Fällen ist eine Verallgemeinerung sogar auf andere Tierarten möglich.

Eine besonders starke Form der Reiz-Generalisierung ist die ***Reiz-Substitution*** (STEINER 1988), bei der der neue angstauslösende Reiz dem ursprünglich spezifischen nicht mehr ähnlich sein muß. Z.B.: Ein Kind kann lernen, die Furchtreaktion auf Spritzen zu generalisieren, und zukünftig nicht mehr nur auf Spritzen, sondern auch auf weiße Kittel ängstlich zu reagieren, wenn es den Arztkittel mit der Spritze assoziiert. In der Fachliteratur taucht dieser Sachverhalt unter dem Begriff *Reizsubstitution* auf. Der weiße Kittel übernimmt dann als Substitut (als Ersatz) die Funktion des ursprünglichen Signals oder *Hinweisreizes* (engl. "cue").

Zu [b]: Generalisierung der ängstlichen Reaktion

Eine spezifische 'Angst-Reaktion' wie 'Weglaufen' auf einen spezifischen angstauslösenden Reiz kann sich ausweiten *(generalisieren)* auf alle möglichen Reaktionen wie 'weit geöffnete Augen', 'Herzklopfen', 'Bauchschmerzen', 'lautes Singen', 'Süßigkeiten essen', 'Erbrechen' , 'übermäßige Anstrengung (reaktive Anstrengungssteigerung)' u.a., falls diese Reaktionen durch Erfolg wie z.B. Angstreduzierung verstärkt werden. Man könnte dann von *Reaktionsersatz* sprechen. Die Ersatzreaktion bzw. -handlung kann so weit von der ursprünglich spezifischen Angstreaktion entfernt sein, daß die dahinter stehende Angst kaum mehr zu erkennen ist.

Nachfolgend werden zwei unterschiedliche Theorien innerhalb des Behaviorismus dargestellt, und zwar:

[a] die 2-Phasen-Lerntheorie von MOWRER,
[b] die Trieb-Habit-Theorie von TAYLOR und SPENCE /HULL.

2.2.1. MOWRER: 2-Phasen-Lerntheorie

MOWRER war einer der ersten Lerntheoretiker, der sich mit dem Thema Angst experimentell befaßte.

Für MOWRER (1939) ist Angst eine innere Reaktion, die durch klassische Konditionierung gelernt wird (Über Lerntheorien siehe z.B. SCHÖNPFLUG & SCHÖNPFLUG 1983, 332ff.).

Das Lernen von Angst vollzieht sich nach MOWRERs Theorie (MOWRER 1960) in zwei aufeinanderfolgenden Phasen:

[a] 1.Phase: Klassische Konditionierung und
[b] 2.Phase: Instrumentelle Konditionierung.

2.2.1.1. Phase 1

In der ersten Phase der Theorie MOWRERs tritt Angst durch klassische Konditionierung auf.

In formaler Darstellungsweise:

Hund	**+**	**Schreck**	**---->**	**Angst**
CS konditionierter Stimulus		**UCS unkonditionierter Stimulus**		**CR konditionierte Reaktion**

Ein ursprünglich neutraler Reiz (hier: Hund) verknüpft mit einem aversiven unkonditionierten Reiz (Schreck, Schmerz oder Mißerfolg) führt zur konditionierten Reaktion (hier: Angst). Die Angstreaktion wird nach ein- oder mehrmaligem Zusammentreffen beider Stimuli erlernt. Sie tritt von da an auch auf, wenn nur der bedingte Reiz vorhanden ist.

In diesem Beispiel tritt Angst nach der Konditionierung ein, sobald der Hund erscheint. Für die Angstreaktion ist ein Schreck nicht mehr nötig.

Die formale Schreibweise dazu:

Hund	**---->**	**Angst**
CS		**CR**

Solche Konditionierung wurde z.B. von MILLER (1948) in Experimenten mit Ratten nachgewiesen. Es ergab sich, daß Konditionierungen besonders löschungsresistent sind. Eine Angstreaktion stabilisiert sich auf diese Weise.

2.2.1.2. Phase 2

Die Angststabilisierung ist Inhalt der an die erste Phase anschließenden zweiten Phase der Lerntheorie MOWRERs: Durch instrumentelles Lernen kommt es zur Vermeidungsreaktion. Die Vermeidung der Angstsituation wird positiv verstärkt (belohnt), weil sie die Angst reduziert. Die Person wird immer wieder die angstauslösende Situation oder das beängstigende Objekt meiden und die Angst beibehalten. Fatal ist, daß durch die Verstärkung die Angst immer mehr anwächst und sie mit immer größerer Wahrscheinlichkeit auftreten wird. Für eine Verhaltensänderung durch eigenständiges Umlernen bestehen wegen der Stabilisierungeeffekte bei Vermeidung wenig Chancen.

Das nachfolgende Schema macht eine solche Angstreaktion deutlich:

Angst vor Hund	**---->**	**Flucht vor Hund**	**---->**	**Belohnung durch Angstreduktion**
TRIEBSTIMULUS		**VERMEIDUNG, INSTRUMENTELLES VERHALTEN**		**VERSTÄRKUNG**

Kritische Anmerkung:

Die Theorie MOWRERs klärt im konkreten Fall nicht die Frage, welches denn nun der eigentliche spezifische angstauslösende Reiz in den zumeist komplexen Situationen des Alltages ist. Außerdem kann nicht vorhergesagt werden, ob ein aversiver Reiz beispielsweise Angst, Resignation oder aggressives Verhalten auslöst, wenn der Kontext nicht berücksichtigt wird. Die 2-Phasen-Lerntheorie erklärt jedoch, wie generalisierte Ängste auf relativ elementarem Niveau entstehen und sich manifestieren können. Kognitive Leistungen höherer Art wie Bewährungs-, Zukunfts- und Existentialangst bleiben völlig ausgeklammert.

2.2.2. SPENCE & TAYLOR / HULL: Trieb- Habit-Theorie

Innerhalb der behavioristischen Angsttheorie von SPENCE & TAYLOR (SPENCE & TAYLOR 1951; TAYLOR 1956; SPENCE 1958; SPENCE & SPENCE 1966) nach HULL (1943; 1952) wirkt Angst wie ein *Trieb,* d.h. als motivationale Komponente. Es handelt sich um eine Theorie, die sich mit dem Zusammenhang von Angst und Leistung befaßt. Angst wird lerntheoretisch als eine Kraft aufgefaßt, die Individuen zu Leistung antreibt. Das würde bedeuten, daß Menschen mit hoher Angst durch ihr hohes Triebniveau auch bessere Leistungen erbringen können. Der Zusammenhang ist jedoch komplizierter !

SPENCE & TAYLOR stützen sich auf die behavioristische Lerntheorie HULLs (1943), nach der Verhalten nicht nur eine Folge/Funktion von Triebstärke (Drive, D) ist, sondern auch von der Habitstärke (H) abhängt.

Die *Triebstärke* stellt die Summe der auf Bedürfnisreduktion drängenden - daher motivierenden - Spannung eines Organismus dar. *Habitstärke* als Lernkomponente bezeichnet die Intensität der gelernten Tendenz, auf einen Reiz mit einer spezifischen - nahezu automatisierten - Verhaltensweise zu reagieren.

Auf einen situativen Reiz hin verbindet sich die Habitstärke multiplikativ mit der Triebstärke eines Menschen, und bestimmt so die Stärke seines Reaktionspotentials (E), legt also fest, mit welcher Wahrscheinlichkeit die Reiz-Reaktions-Verbindung auftritt (HULL 1943; HULL 1952; TAYLOR 1951).
Formal läßt sich schreiben:

$$E = f (H * D)$$

Die Triebstärke **D** 'lädt' quasi das Habit **H** (die zur Gewohnheit gewordene Reaktion) zu einem Reaktionspotential **E** auf; wird die Reaktionsschwelle überschritten, erfolgt eine Reaktion.
SPENCE & TAYLOR haben diese Annahme auch **auf die Schulleistung übertragen:** Aus der multiplikativen Verbindung läßt sich schließen, daß auf hohe Triebstärke bei hoher Habitstärke eher eine Reaktion erfolgt, als bei niedrigem Habit; konkret gesagt, läßt größere Angst *gelernte* Reaktionen schneller ablaufen als ungewohnte Reaktionen. Einfache Aufgaben (z.B. mathematische Übungen oder Rechtschreiblektionen) ziehen größere Habitstärken nach sich als schwierige: So ist bei einfachen Aufgaben und damit entsprechend großer Habitstärke die Auftretenswahrscheinlichkeit für die richtige Lösung größer als für falsche Lösungen (SPENCE & SPENCE 1966). Bei schwierigen Aufgaben kehrt sich dieses Verhältnis um. Abbildung (2) soll den Zusammenhang zwischen Angst und Leistung verdeutlichen.

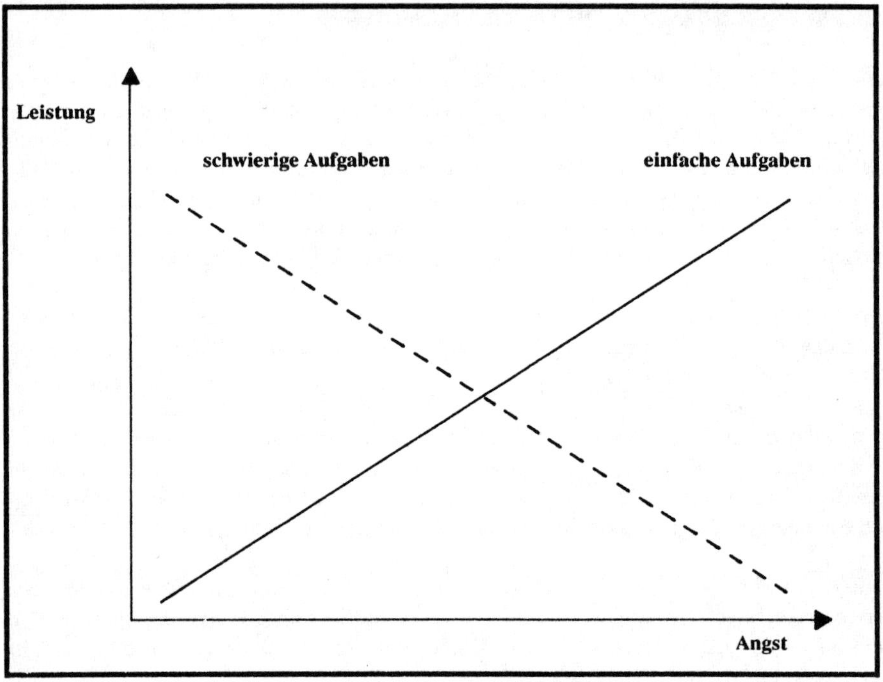

Abb. 2: Angenommener Zusammenhang zwischen Ängstlichkeit und Leistung bei unterschiedlicher Komplexität der Aufgaben. Graphische Darstellung nach der Theorie von SPENCE & TAYLOR (aus HACKFORT & SCHWENKMEZGER 1985, 158).

Es wird folglich angenommen, daß hochängstliche Schüler Routineaufgaben besser lösen können als niedrigängstliche. Umgekehrt wirkt sich starke Angst bei geringer Gewohnheit - also neuen schwierigen Aufgaben - leistungsmindernd aus, während solche Aufgaben von Niedrigängstlichen im Vergleich besser gelöst werden.

Kritische Anmerkung:

SPENCE & TAYLORs Angstentstehungs-Theorie ist auf komplexe Angst-Auslöse-Situationen kaum anwendbar. Sie beleuchtet jedoch die Wirkung von Angst auf Leistung. Durch eine differenzierte Betrachtung der Leistungssituation anhand der Aufgabenschwierigkeit wird deutlich gemacht, wann Angst eine förderliche, und wann eine hinderliche Wirkung auf Leistung ausübt.

2.3. Kognitionstheoretische Ansätze

Die kognitiven Theorien deuten Angst als Folge von Erwartungen und Bewertungen von Situationen. Angst und Kognition sind demnach eng miteinander verbunden, es stellt sich jedoch die Frage nach dem Verhältnis, das sie zueinander haben.

2.3.1. Kognition-Emotion-Problem

Ein Problem der kognitiv ausgerichteten Psychologie, das noch nicht geklärt ist, lautet:
Ist Angst die Folge von bewertetem Arousal oder ist sie eine Gefahreneinschätzung, auf die physiologisch mit Arousal reagiert wird?
Es stellt sich also die Frage, was zuerst da ist, die Kognition oder die Emotion. Für beide Hypothesen gibt es Argumente.

Hypothese [a]: Auf Emotion folgt Kognition.
Bezogen auf das Thema Angst, kann die Angst nach dieser Hypothese definiert werden als die bewertete Wahrnehmung körperlicher, emotionaler Erregung - demnach wäre erst die Emotion vorhanden und würde dann kognitiv als Angst ausgelegt (vgl. SCHACHTER & SINGER 1962).

Hypothese [b]: Kognition führt zu Emotion.
Diese Hypothese setzt die Wahrnehmung einer Gefahrensituation an erste Stelle. Weil die Lage kognitiv als bedrohlich gedeutet wird, entsteht die Emotion Angst. Die Kognition ist die Bedingung für die Emotion.

Hypothese [c]: Kognition und Emotion laufen gleichzeitig ab.
Eine weitere Hypothese besagt, daß Emotion und Kognition gleichursprünglich sind, ineinander verschränkt. Demnach läuft Angst im Gehirn nicht eingleisig ab, sondern gleichzeitig auf mehreren Bahnen.

Die Lösung dieses Problems ist noch offen. Die Deutungen bei den Vertretern der kognitiven Angstpsychologie sind unterschiedlich.

Vorgestellt werden exemplarisch die kognitionstheoretischen Ansätze der Angstpsychologie von

- **[a] SCHACHTER und SINGER,**
- **[b] LAZARUS.**

2.3.2. SCHACHTER & SINGER: Arousal-Bewertungstheorie

Die Arousal-Theorie von SCHACHTER und SINGER (SCHACHTER 1959; SCHACHTER 1966; SCHACHTER & SINGER 1962) besagt, daß Menschen in gegebenen Situationen zunächst eine unspezifische physiologische Erregung (Arousal) erleben. Diese Erregung führt zu dem Bedürfnis nach Bewertung und Interpretation der Erregung. Das ist die Aufgabe der Kognition: "It is the cognition which determines whether the state of physiological arousal will be labeled 'anger', 'joy', or whatever." (SCHACHTER 1966, 195). Erst die Kognition bestimmt durch Spezifizierung die Emotionsqualität.
In formaler Schreibweise:

Arousal ----> Kognition ----> Emotionsqualität

<u>**Kritische Anmerkung:**</u>
Nach dieser Theorie ist Angst nur denkbar als die kognitive Deutung physiologischer Erregung. Es bleibt offen, warum es zu körperlicher Erregung kommt, bevor eine Situation kognitiv als Bedrohung oder Gefahr eingeschätzt wird.

2.3.3. LAZARUS: Kognitiv-emotionales Prozeßmodell

Nach dem Ansatz von LAZARUS ist Angst ein möglicher Begleitzustand eines gefahrenbezogenen Informationsverarbeitungsprozesses, ein Korrelat von Streß; detailliert: Die Begleiterscheinung in einem kognitiven, mehrphasigen Prozeß von Bewertung und Bewältigung einer subjektiv bedrohlichen, mehrdeutigen Situation (LAZARUS 1966; LAZARUS & AVERILL 1972; LAZARUS, AVERILL & OPTON 1973).

LAZARUS befaßt sich mit dem Phänomen Streß (LAZARUS 1966; LAZARUS & OPTON 1966). Nach Arbeiten von SELYE, der zunächst von einem rein biologisch orientierten Streßkonzept ausging, das auf dem Homöostaseprinzip beruht (SELYE 1950), bezeichnet Streß einen Erregungszustand des Organismus, der durch *Stressoren* ausgelöst wird. Als Stressoren gelten dabei die auf eine Person einwirkenden schädigenden oder aktivierenden Reize. Später richtete SELYE (1980) seine Aufmerksamkeit auf die *Bedeutsamkeit,* die Streßfaktoren für ein Individuum haben. Nachgewiesen wurde dieser Zusammenhang zwischen Einstellungen und körperlichen Vorgängen von LAZARUS und LAUNIER (1981). Je schädigender ein Streßfaktor vom Individuum beurteilt wird, desto größer ist die Gefahr auch für seine Gesundheit, insbesondere das Herz, das

Magen-Darm-System und das Immunsystem. Diese Beurteilung hängt wiederum ab von der sozialen Einbettung eines Menschen, d.h. von der Unterstützung und Anerkennung, die er in seinen zwischenmenschlichen Beziehungen erfährt. Die soziale Einbettung übernimmt also eine Pufferfunktion in kritischen Lebensereignissen (vgl. CASSEL 1974; MITCHELL & TRICKETT 1980; SCHWARZER 1987, 25ff.; JUSTICE 1989). Dabei geht es jedoch nicht vorrangig um konkrete Unterstützungsmaßnahmen, sondern um eine Information über subjektive Empfindungen wie Liebe und Anerkennung (COBB 1976). Hierzu sei anzumerken, daß es sogar eine Theorie gibt, die Angst definiert als eine Reaktion auf bzw. die Furcht vor sozialem Ausschluß aus einer bedeutsamen Gemeinschaft, da die Zugehörigkeit zu sozialen Gruppen ein menschliches Grundbedürfnis bildet (BAUMEISTER & TICE 1990) sie ist allerdings auch mit negativen Konsequenzen (z.B. Konflikten und Konkurrenz) verbunden (BUSS 1990).

Kehren wir vom kurzen Exkurs zum Thema soziale Einbettung zu LAZARUS zurück. Er gibt folgende Definition des Begriffs Streß:

> **"Psychological stress is a particular relationship between the person and the environment that is appraised by the person as taxing or exceeding his or her well-being."**
> **(LAZARUS & FOLKMAN 1984, 19).**

Streß ist die kognitiv vermittelte Transaktion zwischen Person und Umwelt. Dabei kann der Faktor Umwelt tatsächlich, vorgestellt oder antizipiert sein. Der Begriff "Transaktion" sagt aus, daß die Person die Umwelt wertet. Sie reagiert also nicht auf die objektive Situation, sondern auf die subjektiv gedeutete.

2.3.3.1. Angst als Begleitemotion

Streß wird als Bedrohung empfunden und kann Angst als Begleitemotion auslösen (LAZARUS & AVERILL 1972). Emotionen charakterisieren LAZARUS und Mitarbeiter als Funktionen von kognitiven Aktivitäten (vgl. LAZARUS, AVERILL & OPTON 1973).

Angst entsteht aus der Bewertung einer Situation als mehrdeutig und (deshalb) gefährlich. Wie alle anderen Emotionen wird Angst als Syndrom bezeichnet, das sich zusammensetzt aus kognitiven und physiologischen Reaktionskomponenten, Körperausdruck und Bewältigungsverhalten (LAZARUS & AVERILL 1972). Diese Komponenten bewirken nicht die Angstemotion, sondern bestimmen sie.

Eine schematische Darstellung der Angstauslösung und -verarbeitung nach der Theorie von LAZARUS gibt KROHNE (1981, 88) (Abb. 3):

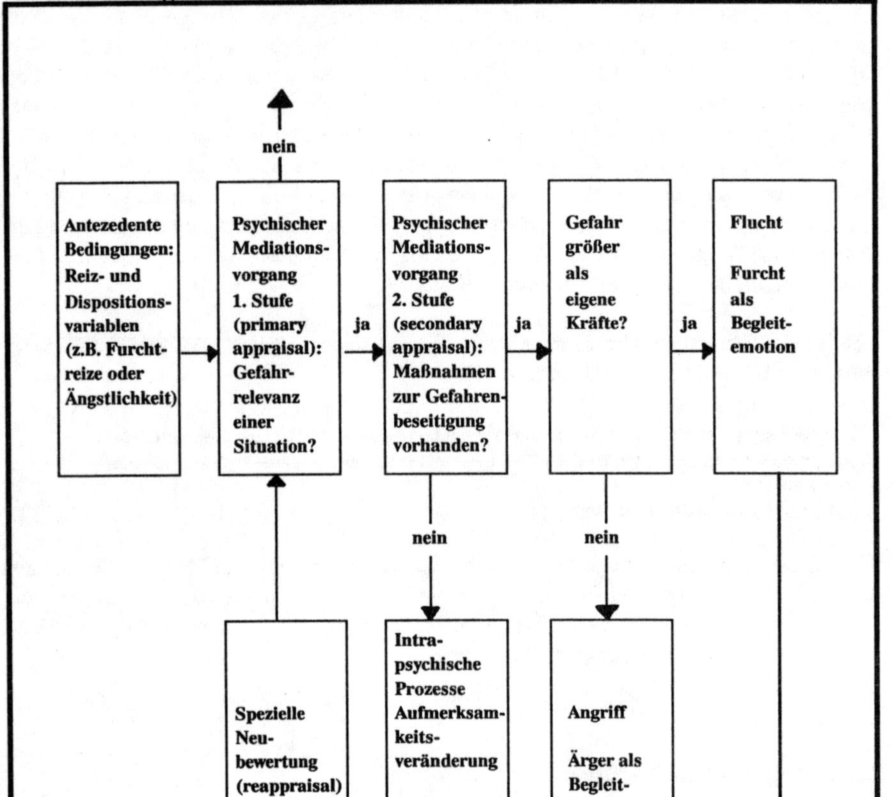

Abb. 3: Schema der Angstauslösung und -verarbeitung als Prozeß nach der Theorie von LAZARUS (aus KROHNE 1981, 88).

Auslöser des Angstzustandes in der Theorie von LAZARUS sind bewertete interne oder externe Reize. Die Bewertungsprozesse werden von LAZARUS "appraisal" (Einschätzungen) genannt. Diese kognitiven Prozesse sind Mediationsvorgänge (Vermittlungen) zwischen Person und Umwelt bzw. Situation und emotionaler Reaktion.

LAZARUS differenziert drei Phasen des Bewertungsprozesses, von denen die beiden ersten Phasen aber nur formal unterschieden werden (LAZARUS & OPTON 1966, 230; LAZARUS & FOLKMAN 1984, 31):

[a] primary appraisal,
[b] secondary appraisal,
[c] reappraisal.

Zuvor werden die antezedenten Bedingungen der Angstentstehung erläutert.

2.3.3.2. Antezedente Bedingungen

Die Aktivierung antezedenter Bedingungen löst den Bewertungsprozeß aus. Diese Variablen wirken auf die gesamte Appraisalphase ein (LAZARUS & AVERILL 1972). Die miteinander interagierenden Antezedenzien in der LAZARUS-Theorie sind:

[a] Situationsvariablen,
[b] Persönlichkeitsvariablen.

Zu [a]: Situationsvariablen
Die Situationsvariablen, die auch Stimulusvariablen genannt werden, sind bewußte oder unbewußte Umweltfaktoren. Bedeutsam sind nicht einzelne Hinweisreize, sondern die gesamte Reizanordnung.

Zu [b]: Persönlichkeitsvariablen
Als Persönlichkeitsvariablen oder dispositionelle Variablen bezeichnet LAZARUS das kombinierte Ergebnis der biologischen und kulturellen Herkunft einer Person in Verbindung mit seiner individuellen Geschichte (LAZARUS & AVERILL 1972). Es sind dies Faktoren wie Persönlichkeitseigenschaften - beispielsweise Angstneigung - , kognitive Stile und persönliche Bewältigungsstrategien.

Bei HACKFORT & SCHWENKMEZGER (1985, 126) findet sich eine schematische Darstellung der aktivierenden Antezedenzien (Abb. 4):

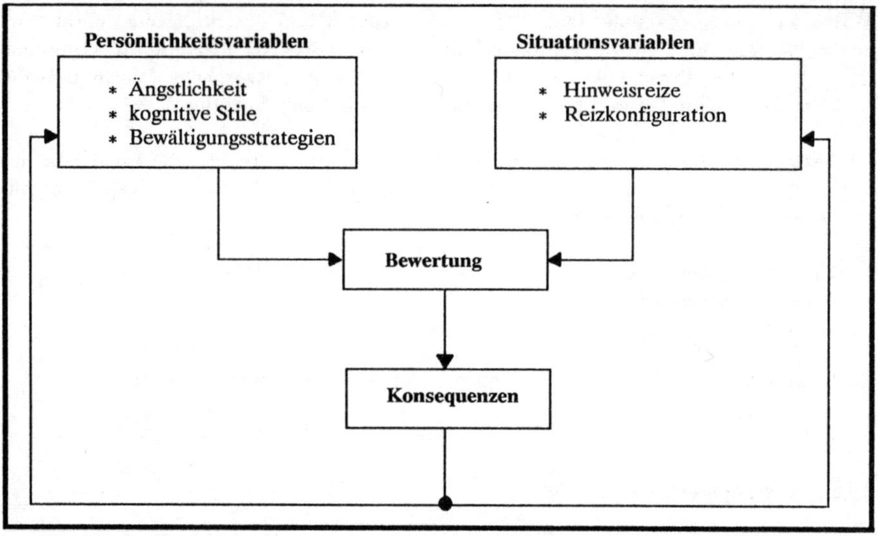

Abb. 4: Antezedenzien der Angst und ihr Einfluß im Modell von LAZARUS (aus HACKFORT & SCHWENKMEZGER 1985, 126).

Die zuvor beschriebenen unmittelbaren angstauslösenden Bedingungen werden nach PHILLIPS, MARTIN & MEYERS (1972) *proximale Antezedenzien* der Angst genannt. Die Persönlichkeitsvariablen der proximalen Antezedenzien gehen nun wiederum selbst auf Bedingungen zurück, nämlich biologische Faktoren und Sozialisationsfaktoren, die als *distale Antezedenzien* bezeichnet werden. Unter den Sozialisationsfaktoren gelten z.B. Geschlecht, sozioökonomischer und ethnischer Status, familiale Sozialisation [hierzu auch Kap. 3.1.], Stellung in der Geschwisterreihe und frühe Schulerfahrungen als distale Antezedenzien, die für die Ausprägung von Angst relevant sind (KROHNE 1975, 35).

2.3.3.3. Primary Appraisal

Beim primary Appraisal schätzt eine Person ein, ob die gegebene Situation eine Bedrohung für sie darstellt.

LAZARUS und Mitarbeiter unterscheiden nach dem Grad des Wohlbefindens drei Arten der Bewertung beim primary Appraisal. Ein Ereignis kann bewertet werden als

[a] irrelevant,
[b] günstig und
[c] streßinduzierend
(LAZARUS & LAUNIER 1981, 223; LAZARUS & FOLKMAN 1984, 32).

Eine Situation, die als irrelevant bewertet wird, hat keine Auswirkungen auf das Wohlbefinden der Person. Von einer als günstig bewerteten Situation wird angenommen, daß sie das Wohlbefinden bewahrt oder steigert.

Ein als streßinduzierend eingeschätztes Ereignis kann gewertet als:

[a] Schädigung **(erlittene physische Verletzung oder Krankheit; Schädigung des Selbstwertgefühls oder der sozialen Anerkennung; Verlust von geliebten Personen oder Verlust von persönlichen Bindungen),**

[b] Bedrohung **(antizipierte Schädigung oder Verlust; denn jede bereits erlittene Schädigung ist ebenfalls mit Bedrohung verbunden, weil sie Konsequenzen für die Zukunft hat),**

[c] Herausforderung **(mobilisiert ebenso wie Bedrohung Energie für die Bewältigung einer Gefahrensituation, zielt aber auf den Nutzen, der aus dem Ereignis gezogen werden kann, und ist im Gegensatz zur Bedrohung mit positiven Emotionen verbunden)**

(LAZARUS & LAUNIER 1981, 233ff.; LAZARUS & FOLKMAN 1984, 32f.).

2.3.3.4. Secondary Appraisal

Secondary Appraisal ist ein Prozeß der Einschätzung der dem Individuum zur Verfügung stehenden Bewältigungsmaßnahmen.

Auf ein in der primären Bewertungsphase als Bedrohung kogniziertes Ereignis wird eine adäquate Reaktion gesucht. Die Reaktion kann sowohl direkte Handlung sein, als auch ein intrapsychischer Prozeß (z.B. Aufmerksamkeitsveränderung).

Die Angstentstehung vollzieht sich *erst in dieser Phase* und zwar als eine Begleitemotion. Streß (mit Angst als Begleitemotion) entsteht nur dann, wenn eine Person das Ereignis als relevant beurteilt und keine oder nur ungenügende Bewältigungskompetenz hat oder meint, daß ihre Kompetenz nicht ausreicht. Die Bewertungsprozesse sind subjektive Kognitionen.

2.3.3.5. Reappraisal

Reappraisal ist eine spezielle Neubewertung der Gefahrensituation aufgrund von Umweltveränderungen und/oder eigenen Bewältigungsversuchen (LAZARUS & FOLKMAN 1984, 38; vgl. auch ULICH, MAYRING & STREHMEL 1983, 190, Abb. 3). Der Prozeß der Angstauslösung kann entweder erneut einsetzen, oder er endet nach der Theorie von LAZARUS, wenn das ehemals bedrohliche Ereignis beim wiederholten primary Appraisal von der Person als irrelevant für das eigene Wohlbefinden bewertet wird.

2.3.3.6. Coping

Nach der Bewertung einer Situation als bedrohlich setzt "coping" (Bewältigung) ein. LAZARUS verwendet diesen Begriff für den gesamten Prozeß der vorangehend referierten Angstbewältigung (LAZARUS 1966).
LAZARUS & FOLKMAN (1984) schreiben:

> **"The dynamics and change that characterize coping as a process are not random; they are a function of continuous appraisals and reappraisals of the shifting person-environment relationship. Shifts may be the result of coping efforts directed at changing the environment, or coping directed inward that changes the meaning of the event or increases understanding. They may also be the result of changes in the environment that are independent of the person and his or her coping activity. Regardless of its source, any shift in the person-environment relationship will lead to a reevaluation of what is happening, its significance, and what can be done. The reevaluation process, or reappraisal, in turn influences subsequent coping efforts. The coping process is thus continuously mediated by cognitive reappraisals which ... differ from appraisals primarily in that they follow and modify an earlier appraisal."**
> **(LAZARUS & FOLKMAN 1984, 142f.).**

LAZARUS nennt vier Coping-Arten ("coping modes"):

[a] Informationssuche,
[b] direkte Aktion,
[c] Aktionshemmung und
[d] intrapsychische Prozesse
(LAZARUS & LAUNIER 1980, 252).

Diese Bewältigungsformen lassen sich nach ihrer Funktion differenzieren als:

[a] instrumentell ("problem-focused-coping") und
[b] palliativ ("emotion-focused-coping")
(LAZARUS & LAUNIER 1981, 245; LAZARUS & FOLKMAN 1984, 150ff.).

Zu [a]: **Die instrumentelle Bewältigung** wirkt auf das Verhältnis zwischen Person und Umwelt ein, beabsichtigt wird die *Änderung der gestörten Transaktion.*

Zu [b]: **Die palliative Bewältigungsform** dient der *Regulierung der Emotion,* z.B. durch Leugnung oder Verharmlosung einer Gefahrensituation.

Zur Erläuterung sei zitiert, was LAZARUS & LAUNIER (1981) unter *intrapsychischen* Bewältigungsformen verstehen:

"Es sind dabei alle kognitiven Prozesse eingeschlossen, die durch Verbesserung des Wohlbefindens der Person Emotionen regulieren sollen, kurz, all das, was eine Person zu sich selbst sagt, und alle Formen der Aufmerksamkeitslenkung wie z.B. Meldung. Solche intrapsychischen Prozesse können auch instrumentellen Wert haben, z.B. wenn eine Person sich während einer entscheidenden Prüfung selbst zu beruhigen versucht, um die störende Angst zu vermindern. Ihre Funktion kann aber auch in der Emotionsregulierung liegen mit dem einzigen Zweck, Schmerzen und Kummer zu vermindern. Intrapsychische Formen können auf eine vorangegangene Schädigung bzw. einen Verlust orientiert sein wie bei der Neuinterpretation eines traumatischen Ereignisses in der Gegenwart, oder sie können sich auf eine zukünftige Schädigung beziehen wie bei der Leugnung einer Bedrohung. Sie können weiterhin das Selbst ('Ich bin nicht schlecht, dumm, häßlich' u.ä.) oder die Umwelt akzentuieren ('Es besteht keine Gefahr, ich habe keine tödliche Krankheit, ich werde geliebt')." (LAZARUS & LAUNIER 1981, 253).

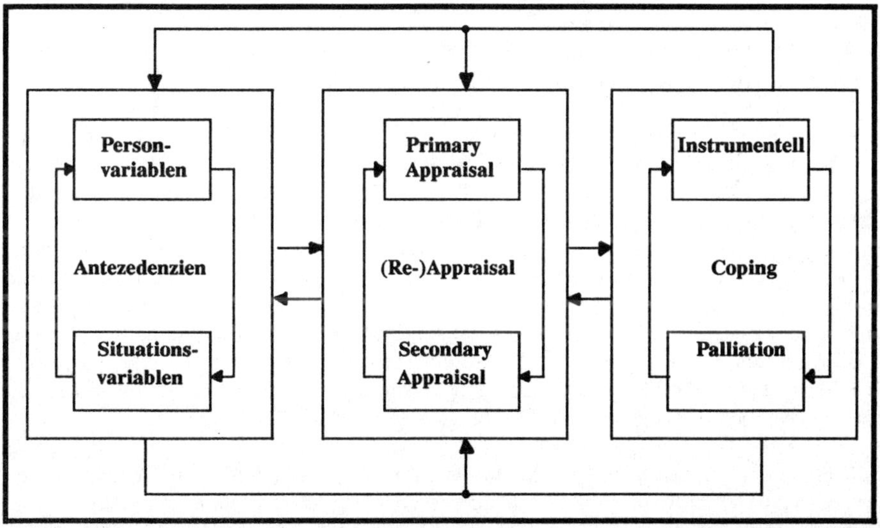

Abb. 5: Transaktionales Modell der Entstehung und Verarbeitung von Streßemotionen nach LAZARUS und Mitarbeitern (HACKFORT & SCHWENKMEZGER 1985, 128).

Eine schematische Darstellung des transaktionalen Modells der Streßentstehung und -verarbeitung nach LAZARUS (siehe Abb. 5) verdeutlicht, daß die beschriebenen Prozesse wie z.B. primary und secondary Appraisal gleichzeitig ablaufen und sich gegenseitig beeinflussen.

Kritische Anmerkung:
Das Modell bezieht sich auf affektive, kognitive und verhaltensbezogene Elemente der Angst. Es berücksichtigt sowohl personale als auch situative Bedingungen, wobei in verschiedenen Phasen des Bewertungsprozesses Situationsanforderungen und persönliche Handlungskompetenz in Beziehung zueinander gesetzt werden. Die Emotion 'Angst' - herabgestuft in ihrer Bedeutung zum 'Nebenprodukt' einer bloßen *Begleitemotion* - erhält hier eher eine geringe Bedeutung. Emotionen- und gerade die Angst - können zentrale Bedeutung für die gesamte Wahrnehmung, das Denken, Entscheiden und Handeln bekommen. Angst kann geradezu handlungsleitend sein. Aus dieser Sicht ließe sich auch ein ganz anderes Flußdiagramm entwerfen.

Zusammenfassung

Es wurden zur Angstentstehung Theorien auf der Grundlage dreier unterschiedlicher Ansätze dargestellt: Psychoanalytische Theorie, behavioristische Theorie und Kognitionstheorie.

(1.) Psychoanalytische Angsttheorie
Nach der psychoanalytischen Theorie FREUDs wird menschliches Verhalten gelenkt von unbewußten Triebkräften und ist intrapsychisch determiniert.

FREUD stellte zunächst die Theorie der Angstneurose auf, die besagt, daß starke sexuelle Erregung, die nicht entladen werden kann, verdrängt und dann in Angst umgewandelt wird. Später änderte er sein Konzept und entwickelte die Signaltheorie der Angst auf der Grundlage seiner Strukturhypothese. Nach dieser Theorie entsteht automatisch Angst, wenn das Ich als Vermittler zwischen eigenen Trieben und Anforderungen aus der Umwelt, Reizen aus dem Es, dem Überich oder der Realität nicht gewachsen ist; die Angst wird verdrängt oder durch einen anderen Abwehrmechanismus unterdrückt. FREUD unterscheidet a) Real-Angst als Reaktion auf eine äußere Gefahr, b) Es-Angst als durch abgewiesene Libido entstanden, die durch Verdrängung unzureichend bewältigt wird und so die Grundlage von Neurosen bildet und c) Überich-Angst als Konflikt zwischen dem Ich und der Reaktion des Überich auf Triebwünsche.

Mit zunehmender, entwicklungsbedingter Erstarkung ist das Ich in der Lage, Konsequenzen von Gefahren zu antizipieren und kann selbst Angst produzieren, wenn es mit Anforderungen aus dem Es, dem Überich oder der Realität in Konflikt gerät. Angst fungiert dann als Signal für einen neurotischen Konflikt und dient dem Erhalt des seelischen Gleichgewichts.

(2.) Behavioristische Angsttheorie
Die behavioristische Theorie geht von der Annahme aus, Angst sei eine erlernte Reaktion auf einen angstauslösenden Reiz. Durch Reizgeneralisierung kann sich eine ängstliche Reaktion auch auf Objekte ausweiten, die dem ursprünglichen angstauslösenden Reiz ähnlich sind. Kommt es zu einer Reizsubstitution, so wird die ängstliche Reaktion ebenfalls von Reizen hervorgerufen, die mit dem angstauslösenden Reiz verknüpft sind, ohne ihm aber ähnlich sein zu müssen.

Nach MOWRERs 2-Phasen-Lerntheorie entsteht Angst über das Erlernen einer zwei Phasen umfassenden Reaktion: Zunächst kommt es durch klassische Konditionierung zur Verknüpfung eines neutralen Reizes mit einem aversiven Reiz, so daß der ursprünglich neutrale Reiz zum konditionierten Reiz wird, d.h. als (relativ löschungsresistenter) Angstauslöser wirkt. In einer anschließenden zweiten Lernphase wird die Vermeidung der Angstsituation positiv verstärkt, weil sie mit Angstreduzierung verbunden ist: Die Angst wird aufrechterhalten, weil ihr aus dem Weg gegangen wird - was wiederum mit Wohlbefinden belohnt wird.

SPENCE & TAYLORs Trieb-Habit-Theorie setzt sich mit dem Zusammenhang zwischen Angst und Leistung auseinander. Angst wird hier definiert als ein erworbener, Energie mobilisierender Antrieb. Demnach verbindet sich die Triebstärke als motivierende Kraft eines Menschen multiplikativ mit der Habitstärke, dem Ausmaß der Gewohnheit einer Reaktion, und lädt das Reaktionspotential. Daraus ergibt sich für große Angst eine leistungsfördernde Wirkung, wenn gewohnte Aufgaben bearbeitet werden und eine leistungsmindernde Wirkung bei schwierigen Aufgaben.

(3.) Kognitionspsychologische Angsttheorie
Kognitionstheoretische Ansätze reflektieren die Bewertungen und Einschätzungen einer Situation. Angst gilt als das Ergebnis einer bedrohlichen Situationseinschätzung. Dabei gibt es unterschiedliche Auffassungen darüber, ob Angst die Folge einer kognitiven Auseinandersetzung mit körperlicher Erregung ist, oder ob erst die kognitive Auseinandersetzung mit einer Gefahrensituation zu physiologischer Erregung führt.

Die Arousal-Bewertungstheorie SCHACHTER & SINGERs definiert Angst wie alle menschlichen Emotionen als Produkt kognitiver und physiologischer Faktoren. Auf eine unspezifische physiologische Erregung, Arousal, folgt eine Bewertung der Ursache; die Kognition bestimmt die Emotionsqualität.

LAZARUS' kognitiv-emotionales Prozeßmodell beschreibt Emotionen und Kognitionen als in einem Prozeß andauernder Neubewertungen von Informationen miteinander verbunden. Angst stellt die Begleitemotion eines solchen mehrphasigen Kognitionsprozesses dar, der ausgelöst wird durch antezedente Bedingungen wie Situationsanforderungen und Persönlichkeitsvariablen. In einer ersten Bewertungsphase, dem primary Appraisal, wird zunächst vom Individuum eingeschätzt, ob die Situation eine persönliche Bedrohung darstellt, dann setzt ein von LAZARUS als Coping bezeichneter Bewältigungsprozeß ein: In einer zweiten Bewertungsphase, dem secondary Appraisal, wird geklärt, welche Bewältigungsmaßnahmen für das Individuum verfügbar sind. Wird die persönliche Handlungskompetenz in der gegebenen Bedrohungssituation subjektiv negativ eingeschätzt, entsteht Angst. Bewältigungsversuche durch Informationssuche, direkte Aktion, Aktionshemmung oder intrapsychische Prozesse bzw. Veränderungen der äußeren Situation lassen, über eine Neubewertung (Reappraisal), den gesamten Kognitionsprozeß von der Bedrohungseinschätzung an, wiederholt ablaufen.

KAPITEL 3: Angstauslösung

Das vorangegangene Kapitel galt der Ätiologie, den *Ursachen* für die Angstentstehung. Angstauslöser dagegen sind *Bedingungen*, die zur Entstehung von Zustandsangst führen. Sie können in der Person selbst liegen, als person-spezifische Bedingungen (Ängstlichkeit) oder situativ bedingt sein.

BECKER (1980, 313) differenziert nach MASLOW (1970) zwei angstauslösende Situationsklassen:

[a] **Situationen, die das physische Wohlbefinden gefährden und**
[b] **Situationen, die das psychosoziale Wohlbefinden gefährden.**

Bei Kindern können in der Schule solche angstauslösenden Situationen auftreten - z.B. durch Lern- und Prüfungsbedingungen, Lehrerverhalten oder Verhalten der Mitschüler (vgl. SPANDL 1979, 64ff.); es gilt jedoch zu bedenken, daß "Schüler schon mit unterschiedlichem Angstniveau die Schullaufbahn beginnen" (TIEDEMANN 1977, 120). Als außerschulische Bedingung für die Angstentstehung bei Kindern spielt das Erziehungsverhalten der Eltern eine Rolle (vgl. BECKER 1980; SARASON, DAVIDSON, LIGHTHALL, WAITE & RUEBUSH 1971; SCHWARZER 1975). Eine Arbeit neueren Datums zum Einfluß familiärer Bedingungen bei Angst von Kindern ist das Zweiprozeß-Modell von KROHNE (KROHNE 1985b), das nachfolgend exemplarisch für Angstauslösung referiert sei. Zum besseren Verständnis des gesamten Modells wird die Angstbewältigung im Zusammenhang dieser Theorie ebenfalls erläutert.

3.1. KROHNE: Zweiprozeß-Modell elterlicher Erziehungswirkung

Das Zweiprozeß-Modell elterlicher Erziehungswirkung von KROHNE (KROHNE 1985b; 1985c; KOHLMANN & KROHNE 1985) ist eine Theorie, die auf der kognitiven sozialen Lerntheorie von Persönlichkeitsmerkmalen basiert (vgl. BANDURA 1977a; 1977b; MISCHEL 1973; 1976; 1981; ROTTER 1972).

KROHNE (1985b) stellt die Hypothese auf, daß elterliche Erziehungsstile Auslöser für Angst als Persönlichkeitsmerkmal und für bestimmte Formen der Angstbewältigung sein können. Er geht davon aus, daß diejenigen Variablen des Erziehungsverhaltens, die Zustandsangst hervorrufen, auch den Prozeß der Entwicklung von dispositioneller Angst beeinflussen, wenn sie gehäuft auftreten.

Das spezifische Erzieherverhalten bewirkt nach KROHNE nicht unmittelbar Ängstlichkeit beim Kind. Dies geschieht in einem zwei-phasigen Prozess über den Aufbau von bestimmten Erwartungen beim Kind - daher der Name "Zweiprozeß-Modell" (KROHNE 1985b, 147).

3.1.1. Kompetenz- und Konsequenzerwartung beim Kind

KROHNE benennt die individuelle Ausprägung der Merkmale *Kompetenzerwartung* und *Konsequenzerwartung* bei Kindern als bedeutend ursächlich für Angstreaktionen in Belastungssituationen. Das erzieherische Verhalten der Eltern kann die Bildung dieser beiden Merkmale fördern oder hemmen.

Erwartungen beziehen sich auf ein bestimmtes Ereignis und dessen Konsequenzen. Nach KROHNE sind Erwartungen Bestandteil der kognitiven Struktur eines Menschen. KROHNE definiert kognitive Strukturen als "in und für bestimmte Situationstypen (z.B. Leistungssituationen) erworbene Verhaltenstendenzen ... oder Dispositionen" (KROHNE 1985b, 138), die durch spezielle Erfahrungen (z.B. elterliche Erziehung) ausgebildet werden. Die hier beschriebenen Erwartungen sind demnach "Residuen vergangener Erfahrungen" (KROHNE 1985b, 144).

In Anlehnung an das Konzept der Selbstwirksamkeit (self-efficacy) von BANDURA (1977b), geht KROHNE von zwei Typen von Erwartungen aus, die an der kognitiven Umsetzung von Erfahrungen in manifeste Angstreaktionen und Bewältigungsmodi beteiligt sind:

[a] Konsequenzerwartungen und
[b] Kompetenzerwartungen.

Zu [a]: Konsequenzerwartungen
Konsequenzerwartungen nennt KROHNE im Zusammenhang seines Modells diejenigen Kognitionen, die den möglichen Folgen der eigenen Verhaltensweisen gelten.

Zu [b]: Kompetenzerwartungen
Kompetenzerwartungen beziehen sich auf die Selbsteinschätzung der eigenen Fähigkeit, ein der Situation angepaßtes Verhalten erfolgreich äußern zu können.

3.1.2. Coping-Stile

KROHNE legt seinem Modell elterlicher Erziehungswirkung zwei entgegengesetzte Verhaltensklassen der Angstbewältigung zugrunde: *Repression* und *Sensitization* (vgl. GORDON 1957; auch ERIKSEN 1950, zitiert nach BYRNE 1964, 170; BYRNE 1961; HERRMANN 1969, 192ff.). Diese polaren Persönlichkeitseigenschaften sind bestimmt durch unflexibles und nicht-situationsbezogenes Coping-Verhalten. Für Personen, die auf der Repressions-Sensitizations-Skala im Mittelbereich einzuordnen sind, verwendet KROHNE den Ausdruck *Nichtdefensive* (KROHNE 1985b, 144). Nichtdefensive reagieren situationsbezogen. Represser neigen dazu, Bedrohungssituationen vor sich selbst zu verharmlosen und ihre Aufmerksamkeit von den entsprechenden Reizen abzuwenden. Sensitizer richten ihre Aufmerksamkeit extrem stark auf bedrohliche Situationen und vermeintliche Probleme.

Das Bewältigungsverhalten in Bedrohungssituationen kann sich entsprechend repressiv, sensitiv oder nichtdefensiv manifestieren. Ein weiterer möglicher Reaktionsmodus besteht in der Tendenz, auf bedrohliche Ereignisse mit einem erhöhten Angstzustand zu reagieren.

Die vier Verhaltenstendenzen in Bedrohungssituationen in der Übersicht (KROHNE 1985b, 145):

[a] erhöhter Angstzustand,
[b] durchgängiger Einsatz repressiver Bewältigungsmodi,
[c] durchgängiger Einsatz sensitiver Bewältigungsmodi,
[d] nichtdefensive, d.h. situationsbezogene Bewältigung.

3.1.3. Entstehung von Ängstlichkeit

Eine Person reagiert nach KROHNE mit einem erhöhten Angstzustand, wenn ihr Bewältigungsverhalten bereits öfter gescheitert ist. Die Konsequenz dieser Erfahrung - "häufiges Erleben versagender Bewältigung verbunden mit einem erhöhten Angstzustand" (KROHNE 1985b, 145) - ist die Manifestation von Ängstlichkeit als Eigenschaft (Trait-Angst).
Den Verlauf der Entwicklung von Ängstlichkeit als ein Zweiprozeß-Modell elterlicher Erziehungswirkung stellt KROHNE (1985b, 145) in einer Übersicht folgendermaßen dar:

Ein spezifisches Muster elterlicher Erziehungsstile	**---->**	**Gehäufte Bedrohungserwartung und mangelhafter Aufbau von Coping-Reaktionen**	**---->**	**Häufiges Erleben versagender Bewältigung verbunden mit einem erhöhten Angstzustand**	**---->**	**Ängstlichkeit als Persönlichkeitsmerkmal**

3.1.4. Erziehungsstile der Eltern

KROHNE geht im Zweiprozeß-Modell von der Annahme aus, "daß sich aus bestimmten Mustern elterlichen Erziehungsverhaltens personspezifische Ausprägungen kognitiver Kompetenzen [hier: Schulleistung; die Autorin] sowie von Kompetenz- und Konsequenzerwartungen beim Erzogenen *vorhersagen* lassen. Dabei sollen je spezifische Ausprägungen dieser Erzogenenmerkmale wiederum die Manifestation von Angst und Bewältigungsreaktionen in Bedrohungssituationen determinieren (...)." (KOHLMANN & KROHNE 1985, 1f.; Hervorhebung durch die Autorin). Die angenommenen Faktoren aus dem Bereich des elterlichen Erziehungsverhaltens, die die Ausprägung von Ängstlichkeit bzw. repressiver oder sensitiver Angstbewältigung bedingen sollen, unterteilt KROHNE (1985b) in

[a] Unterstützung,
[b] Einschränkung und
[c] negative Rückmeldung.

Die negative Rückmeldung differenziert er nach Strafhäufigkeit, Strafintensität und Konsistenz der Rückmeldung (KROHNE 1985b, 147). Mit "Konsistenz der Rückmeldung" meint KROHNE "die Art der Übereinstimmung zwischen Kindverhalten und elterlichem Rückmeldungsmodus" (KROHNE 1985b, 142).

Unterstützung soll die Entwicklung selbständigen Verhaltens fördern, *Einschränkung* der Selbständigkeitsentwicklung entgegenwirken. Beide sind nach KROHNE von Bedeutung für den Aufbau von Kompetenzerwartungen beim Kind. Positive und *negative Rückmeldung* des Erziehers beeinflussen die Konsequenzerwartungen des Kindes.

Ängstlichkeit bzw. repressiver oder sensitiver Copingstil werden ausgebildet über die spezifische Entwicklung von Kompetenz- und Konsequenzerwartungen. Dafür ist aber nicht eine einzelne Variable elterlicher Erziehung verantwortlich, sondern ein komplexes Muster von Erziehungsstilen. Hierzu stellt KROHNE (1985b, 150f.) folgende Hypothesen auf:

> **"*Ängstliche, Represser* und *Sensitizer* sind insgesamt, verglichen mit *Nichtdefensiven*, durch eine Angstproblematik gekennzeichnet, die auf eine verstärkte Konfrontation mit aversiven Ereignissen zurückzuführen ist. Diese aversiven Ereignisse bestehen in überdurchschnittlich *häufigen* negativen Rückmeldungen (Tadel und Strafen) durch die Eltern ... Da diese Gruppen jedoch unterschiedliche Kompetenzen und Kompetenzerwartungen bei der Bewältigung bedrohungsbezogener Streßsituationen manifestieren, müssen für sie Unterschiede im Ausmaß erfahrener Unterstützung und Einschränkung erwartet werden. Nichtdefensive haben die höchste Bewältigungskompetenz und sollten entsprechend die stärkste Unterstützung und geringste Einschränkung erlebt haben... Umgekehrt müßten**

Hochängstliche (mit ihren häufig erfolglosen Bewältigungsversuchen) die geringste Unterstützung und stärkste Einschränkung erlebt haben. *Ängstliche* Personen erwarten viel *und* intensive Strafe... Die Beziehung zwischen eigenen Reaktionen und Rückmeldung der Eltern ist jedoch inkonsistent... Sowohl die hohe Intensität der Strafen wie auch deren Inkonsistenz hemmen den Aufbau von Coping-Reaktionen, selbst solche defensiver Natur. Stattdessen fördern sie Reaktionsunterdrückung. Der Aufbau entsprechender Kompetenz wird auch durch die vorwiegend einschränkende Erziehung der Eltern gehemmt..."
(KROHNE 1985b, 150f.)

Abbildung 6 gibt diese Hypothesen KROHNEs tabellarisch wieder.

	Erziehungsstilmerkmale				
	Negative Rückmeldung				
Coping-Stil	Frequenz (1)	Intensität (2)	Konsistenz (3)	Unterstützung (4)	Einschränkung (5)
Nichtdefensiv	1	1	4(3)	4	1
Repressiv	4	3	2(3)	2	4(3)
Sensitiv	4	2	3(2)	3	2
Ängstlich	4	4	1	1	4

Anm.: 1 = niedrige, 4 = hohe Ausprägung; in Klammern mögliche Alternativen

Abb. 6: Theoretisch erwartete Zusammenhänge zwischen den Ausprägungen bestimmter Merkmale elterlichen Erziehungsverhaltens und Coping-Stilen beim Kind (aus KROHNE 1985b, 150).

Drei Erziehungsaspekte, die Auslöser von Zustandsangst sind, gelten nach KROHNE als entsprechend relevant für die Entstehung von Angst als Persönlichkeitsmerkmal:

[a] Gefahrerwartung (= häufige und intensive Bestrafung),
[b] Situationsunsicherheit (= inkonsistente Rückmeldung der Eltern) und
[c] Reaktionsblockierung (= Einschränkung beim Aufbau von Kompetenzen zur Angstbewältigung)

(KROHNE 1985b, 151).

3.1.4.1. Erziehungsstil-Einfluß auf Leistung und Angst in der Schule

Die Vorhersagbarkeit des Einflusses elterlicher Erziehungsstile auf Schulleistung (=kognitive Kompetenz) und Ängstlichkeit bei Schulkindern haben KOHLMANN & KROHNE (1985) empirisch überprüft. Ergebnis der Untersuchung war, daß Ängstlichkeit hauptsächlich durch die Häufigkeit negativer Rückmeldung und Inkonsistenz im elterlichen Erziehungsstil bestimmt wird. Für Schulleistung wurde bestätigt, daß sie nahezu ausschließlich durch elterliche Unterstützung vorhergesagt werden kann, wobei aber "die Kompetenz der Jungen mit keinem Aspekt des väterlichen Erziehungsverhaltens assoziiert ist" (KOHLMANN & KROHNE 1985, 19).

Entgegen der Hypothese des Zweiprozeß-Modells elterlicher Erziehungswirkung, konnte durch die Untersuchungsergebnisse nur teilweise bestätigt werden, daß Ängstlichkeit durch Interaktionen zwischen den einzelnen Erziehungsstilen "häufige negative Rückmeldung", "intensive Bestrafung", "Inkonsistenz des elterlichen Erziehungsstils" und "erfahrene Einschränkung" vorhergesagt werden kann. Allerdings ergab sich für Jungen, daß mütterliche Inkonsistenz oftmals nur in Kombination mit Unterstützung einen angstauslösenden bzw. -erhöhenden Effekt hat. KOHLMANN & KROHNE vermuten, daß ein unterstützender Erziehungsstil, der den Aufbau von Problemlöseverhalten fördert, dann als fordernd und gleichzeitig unzuverlässig erfahren wird, wenn einem Kind zusätzlich inkonsistente Rückmeldung über die Ergebnisse seines Verhaltens gegeben wird (KOHLMANN & KROHNE 1985, 20).

JACOBS (1991) fordert gewissermaßen als Präventivmaßnahme speziell von Prüfungsangst eine Erziehung zum Selbstvertrauen als wichtigstes pädagogisches Erziehungsziel.

Zusammenfassung

Als Angstauslöser gelten nach BECKER Situationen, die das physische oder das psychosoziale Wohlbefinden gefährden.

KROHNEs Zweiprozeß-Modell elterlicher Erziehungswirkung benennt hypothetisch ein komplexes Muster elterlicher Erziehungsstile über den Aufbau von Konsequenz- und Kompetenzerwartungen beim Kind als Auslöser von Zustandsangst und damit ursächlich für die Entstehung dispositioneller Angst sowie für den Erwerb der spezifischen Coping-Stile Sensitization und Repression.

Während elterliche Unterstützung und Einschränkung bedeutsam für den Aufbau kindlicher Kompetenzerwartung sein sollen, sei positive oder negative elterliche Rückmeldung verantwortlich für den Aufbau von Konsequenzerwartung beim Kind. Ursächliche Erziehungsaspekte für die Entstehung von Zustandsangst und dispositionaler Angst seien nach KROHNE häufige und intensive Bestrafung, inkonsistente elterliche Rückmeldung und Reaktionsblockierung, d.h. die Einschränkung beim Aufbau von Kompetenzen zur Angstbewältigung.
Diese Annahmen konnten bisher nur teilweise empirisch belegt werden.

KAPITEL 4:
Angstneigung

Angstneigung im allgemeinen bezeichnet die zeitlich stabile Verhaltensbereitschaft einer Person, im Vergleich zu anderen Personen leichter in einen emotionalen Zustand von Angst zu geraten (vgl. KROHNE 1975, 12). Sie wird durch häufige negative Erfahrungen in Person-Umwelt-Interaktionen erworben. Die Begriffe "Angstdisposition", "dispositionelle Angst" und "Ängstlichkeit" werden synonym gebraucht.

Angstneigungs-Theorien lassen sich unterscheiden nach strukturellen Theorien und prozessualen (vgl. hierzu auch den Aufsatz KROHNEs 1980a, über den Wandel vom mechanistischen zum kognitiven Forschungsparadigma der Angsttheorie).

Bei den strukturell aufgebauten Theorien handelt es sich um statische Auffassungen, d.h. diese Theorien bieten Momentaufnahmen von Angst. Für statische Angsttheorien werden die Konzepte von CATTELL & SCHEIER, SPIELBERGER und BECKER in diesem Kapitel vorgestellt, die sich wiederum in ihren Auffassungen über Angstneigung unterscheiden.

Vertreter eines prozessualen Angstkonzeptes sind z.B. LAZARUS, dessen Modell bereits vorgestellt wurde, und ROST & SCHERMER, die ein auf Leistungsängstlichkeit bezogenes Prozeß-Komponenten-Modell, das Modell der *"Differentiellen Leistungsangstdiagnostik"*, entwickelt haben. Es wird in diesem Kapitel vorgestellt. Anzumerken ist, daß einem Prozeßmodell natürlich ebenfalls Strukturen zugrunde liegen, denn Prozesse laufen auf Strukturen ab.

Statische diagnostische Angstneigungs-Theorien dienen wesentlich der Beschreibung und Messung von Angst. Ein Prozeß-Modell ist in der Lage, die Dynamik von Angst darzustellen, indem es den zeitlichen Verlauf der Angst von der Auslösung bis zur Verarbeitung und eventuellen Stabilisierung einbezieht. Es bietet zusätzlich Ansätze zu einer möglichen Prävention von Angst, wie auch für Maßnahmen zur Therapie der Angst.

4.1. Statische Theorien

4.1.1. Globale, situationsspezifische und bereichsspezifische Auffassungen

Innerhalb der statisch konzipierten Theorien lassen sich drei Grundpositionen zur Angstneigung unterscheiden (BECKER 1987, 5):

[a] **"Angstneigung als ein stark generalisierter, in sehr vielen Situationen wirksam werdender Trait (=globale Angstneigung).**

[b] **"Angstneigung als ein enger Trait im Sinne eines Habits, der sich auf einen bestimmten Reiz bzw. eine bestimmte Situation beschränkt (=situationsspezifische Angstneigung). Ein Beispiel hierfür wäre eine habituelle Angst vor Schlangen."**

[c] **"Angstneigung als Disposition dazu, in einer breiteren *Klasse von Situationen* mit Angstzuständen zu reagieren (=bereichsspezifische Angstneigung). Als Beispiel könnte die generalisierte Angst vor Situationen dienen, in denen man Selbstbehauptung zeigen muß."**

Die Frage, ob es sich bei Angstneigung um eine generelle, eine situationsspezifische oder eine bereichsspezifische Verhaltenstendenz handelt, wird demnach unterschiedlich beantwortet. Die verschiedenen Auffassungen gehen auf einen Streit der Persönlichkeitspsychologie zurück, die sog. "Personalismus-Situationismus-Debatte", auf die hier nicht im Detail eingegangen wird. Ein Überblick findet sich bei KLEITER (1987, 23ff.). Die drei extremen Grundpositionen sind:

[a] Personalismus,
[b] Situationismus und
[c] Interaktionismus.

Zu [a]: Personalismus
Der Personalismus erklärt das Verhalten einer Person als eine Funktion ihrer Persönlichkeitseigenschaften; in formaler Schreibweise: V=f(P). Das Verhalten gilt als situationsübergreifend generalisiert, d.h. eine Person zeigt in vielen verschiedenen Einzelsituationen ähnliches Verhalten.

Zu [b]:Situationismus
Die situationistische Persönlichkeitstheorie besagt, daß das Verhalten eine Funktion der spezifischen Situation ist, in der eine Person sich befindet; in formaler Schreibweise: V=f(S). Es handelt sich im behavioristischen Sinne um eine S-R-Verbindung (=stimulus-response, deutsch: Reiz-Reaktions-Verbindung).

Zu [c]: Interaktionismus
Im Interaktionismus gilt Verhalten als eine Funktion der Interaktion von spezifischer Situation und individuellen Persönlichkeitseigenschaften; in formaler Schreibweise: V=f(S*P). Ausschließlich der kombinierte Einfluß von Situation und Person ist Ursache von Verhalten (vgl. KLEITER 1987, 26).

Bei diesen drei Modellen handelt es sich um Extrempositionen. Auch der Interaktionismus bedeutet, daß nur eine Art als akzeptabel angesehen wird, nämlich die Interaktion, was, wenn alles zur Interaktion erklärt wird, trivial ist und damit u.E. auch nicht den Sachverhalt trifft. Besser ist, von einem *»Drei-Komponentenmodell«* auszugehen. Zu berücksichtigen sind danach

[a] Situationen, in denen alle Menschen annähernd gleich reagieren,
[b] Reaktionen, die sehr stark von der Persönlichkeit abhängen und
[c] Kombinationen (Interaktionen).

Formal läßt sich dann im Drei-Komponentenmodell schreiben:

V = f (P, U, P*U)

Für das Konzept Angstneigung liegen die Extremvorstellungen den zu Beginn definierten Auffassungen von Angstneigung als

[a] global,
[b] situationsspezifisch und
[c] bereichsspezifisch

als z.T. modifizierter Ausgangspunkt zugrunde. Einige Vertreter unterschiedlicher Vorstellungen und ihre Theorien zur Angstneigung werden nachfolgend dargestellt.

4.1.1.1. CATTELL & SCHEIER: Globale Angstneigung

CATTELL & SCHEIERs personalistische Theorie globaler Angstneigung (CATTELL & SCHEIER 1961) besagt, daß Angstneigung ein person-spezifisches und recht stabiles Verhaltensmuster ist. Angstneigung im Unterschied zu Angst als Zustand ist ein stark generalisierter Trait. Ein Trait oder Wesenszug der Persönlichkeit ist "eine relativ beständige und allgemeine Reaktionstendenz" (CATTELL 1978, 31f.).

Angstneigung als globaler Wesenszug - von CATTELL auch "charakterologische Angst" genannt (CATTELL 1978, 109) - ist ein sogenannter Persönlichkeitsfaktor zweiter Ordnung. Er setzt sich aus mehreren untergeordneten Eigenschaften, den Faktoren erster Ordnung, zusammen.

Ein *Faktor* ist nach CATTELLs Persönlichkeitstheorie ein "dem Verhalten zugrunde liegender Einfluß, ... <zu dem> ein Verhaltensmuster <gehört>, das von den Verhaltensmustern anderer Faktoren relativ unabhängig ist." (CATTELL 1978, 330).

Die Primärfaktoren sind durch das statistische Verfahren der Faktorenanalyse, einem Rechenverfahren zur Klassen- oder Gruppenbildung und Datenreduktion, aus einer Vielzahl von Beobachtungsdaten durch "Bündelung" ermittelt (faktorenanalytische Methoden erläutern OVERALL & KLETT 1972, Kap.7; KIM & MUELLER 1978, III; KLEITER 1988, 75ff.). Sie werden erneut "gebündelt" und ergeben die Sekundärfaktoren, das sind Strukturdimensionen höherer Ordnung, also globalere Persönlichkeitsmerkmale. "Es gibt ... keine isolierte Handlung von der man zuverlässig auf ... Angst schließen kann. Das konkrete Verhalten ist eben das Produkt einer ganzen Reihe von Persönlichkeitszügen." (CATTELL 1978, 123). Angstneigung ist hier ein recht hohes, abstraktes Konstrukt.

Angstneigung nach CATTELL & SCHEIER (1961) hängt hauptsächlich mit den folgenden fünf Persönlichkeitsfaktoren erster Ordnung zusammen, die mit untereinander verschiedener Gewichtung in den globalen Persönlichkeitsfaktor Angstneigung einfließen:

- **[a] Ich-Schwäche (C-); Verhaltensmerkmale: emotional labil, neurotisch, wenig frustrations-tolerant;**
- **[b] Schuldneigung (O); Verhaltensmerkmale: zu Schuldgefühlen und Skrupeln geneigt;**
- **[c] paranoide Neigung (L); Verhaltensmerkmale: mißtrauisch, wahnhaft, sich in unrealistischer Weise überlegen fühlend, einsam;**
- **[d] niedriges Selbstsentiment (Q3-); Verhaltensmerkmale: undiszipliniert, gibt den eigenen Trieben nach, sorglos;**
- **[e] hohe Triebspannung (Q4); Verhaltensmerkmale: angespannt, frustriert, getrieben**

(CATTELL 1978, 217; PERVIN 1987, 340f.).

Anzumerken ist, daß neben der unterschiedlichen Gewichtung der primären Persönlichkeitsfaktoren für den globalen Faktor Angstneigung die *individuellen* Werte der Primärfaktoren differieren (CATTELL 1978, 217). Es kann z.B. eine Person, deren Schuldneigung gering ist, trotzdem eine genauso hohe Angstneigung haben wie jemand, dessen Schuldneigung hoch ist, wenn dafür andere angstrelevante Persönlichkeitseigenschaften stärker vertreten sind.

CATTELLs Auffassung steht parallel zur psychoanalytischen Theorie, insofern nach seinem Modell Ich-Schwäche und hohe Triebspannung angstrelevante Wesenszüge sind (CATTELL 1978, 113).

Die theoretischen und methodischen Grundlagen sind außer bei CATTELL & SCHEIER (1961) ausführlich beschrieben bei SCHNEEWIND, SCHRÖDER & CATTELL (1983), der deutschen Version des 16 Personality Factor Questionnaire (16PF) von CATTELL, EBER & TATSUOKA (1970), einem Test zur mehrdimensionalen Persönlichkeitsdiagnostik.

Abbildung (7) stellt den Versuch einer schematischen Darstellung der Theorie der globalen Angstneigung CATTELLs (1978) dar.

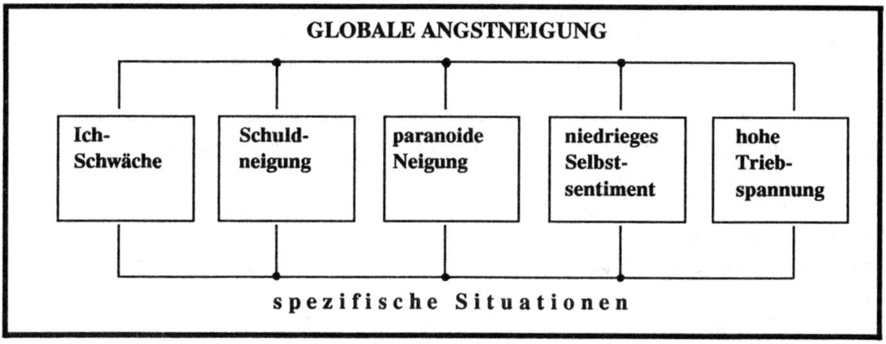

Abb. 7: Faktorenstruktur der globalen Angstneigung nach der Persönlichkeitstheorie von CATTELL (1978).

Kritische Anmerkung:
Die Theorie CATTELL & SCHEIERs setzt sich nicht mit den situativen Bedingungen der Angstneigung auseinander.

4.1.1.2. Situationsspezifische Angstneigung

Nach der Theorie des Situationismus ist Angstneigung ein situationsspezifischer Trait. Angstneigung wird sinngemäß bestimmt als habitueller Trait, d.h. als eine gelernte, automatisch ablaufende und spezifische Reaktionstendenz. Der Trait beschränkt sich auf einen bestimmten Reiz bzw. eine bestimmte Situation.

Diese Grundposition ist innerhalb der Angstpsychologie von geringer Bedeutung, und hier lediglich der Vollständigkeit halber erwähnt. Hauptsächlich in der klinischen Diagnostik werden auf der Grundlage dieser Theorie entwickelte Furchtskalen oder Angstlisten benutzt (z.B. SEIDENSTÜCKER & WEINBERGER 1978).

Abbildung (8) zeigt den Versuch einer schematischen Darstellung dieser Theorie.

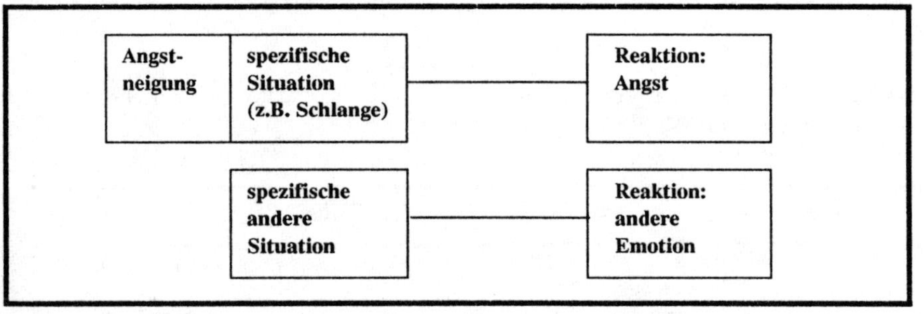

Abb. 8: Schematische Darstellung situationsspezifischer Angstneigung.

Kritische Anmerkung:
Es bleibt ungeklärt, warum eine Person in einer bestimmten Situation zu Angst neigt, in einer anderen jedoch nicht.

4.1.1.3. SPIELBERGER: Interaktionistisches 2-Situationsbereiche-Modell

SPIELBERGER (1966a) vertrat zunächst die personalistische Angsttheorie globaler Angstneigung im Anschluß an CATTELL & SCHEIER (1961). Später rückte er aufgrund von Anwendungsuntersuchungen seines State-Trait-Anxiety Inventars (STAI) hin zu einer interaktionistischen Theorie (vgl. LAUX, GLANZMANN, SCHAFFNER & SPIELBERGER 1981).

SPIELBERGERs Trait-Konzept definiert Angstneigung als eine erworbene Verhaltensdisposition, d.h. die Neigung eines Menschen, viele objektiv wenig bedrohliche Situationen als bedrohlich einzuschätzen und darauf mit Zustandsangst zu reagieren

(SPIELBERGER 1966a, 17). Trait-Angst ist eine Häufigkeitsdimension (LAUX, GLANZMANN, SCHAFFNER & SPIELBERGER 1981).

Eine Erweiterung dieses Konzepts in Richtung Interaktionismus (vgl. auch HACKFORT & SCHWENKMEZGER 1985, 55) wurde vorgenommen, als bei Untersuchungen festgestellt wurde, daß Personen mit Angstneigung nicht auf jeden Situationsreiz mit mehr Zustandsangst als andere reagieren, sondern hauptsächlich dann, wenn in der Situation ihr Selbstwert bedroht ist, es sich also um eine "ich-involvierende" Situation handelt (SPIELBERGER 1972, 40; LAUX, GLANZMANN, SCHAFFNER & SPIELBERGER 1981).

Zwei Angst-Situationsbereiche werden unterschieden:

[a] physische Bedrohung, Angriff, Verletzung und
[b] Bedrohung des Selbstwertes.

Abbildung (9) stellt einen Versuch dar, die Trait-Angst SPIELBERGERs schematisch wiederzugeben.

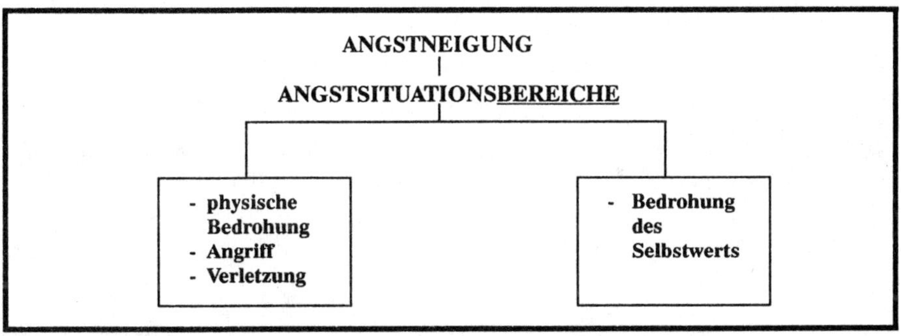

Abb. 9: Situationsbereiche der Trait-Angst nach SPIELBERGER.

Eine solche, den Selbstwert bedrohende Situation, kann z.B. eine Prüfungssituation sein.

Der individuelle Unterschied zwischen Personen mit Angstneigung und Niedrigängstlichen in bezug auf die Häufigkeit der Angstauslösung ist im Situationsbereich "Selbstwertbedrohung" wesentlich größer als im Situationsbereich "physische Bedrohung". SPIELBERGER (1972, 44) sieht dies als sozialisationsbedingt an: Hochängstliche könnten in der Kindheit mit mehr Kritik und Strafe bei Mißerfolg konfrontiert worden sein, als Personen mit niedriger Trait-Angst. [Hier ist ein Vergleich mit KROHNEs (1985) Zweiprozeß-Modell elterlicher Erziehungswirkung (siehe 3.1.) und SELIGMANs (1986) Hilflosigkeitskonzept (siehe 6.2.) zu ziehen]. Zusätzlich ist die Auftretenswahrscheinlichkeit für Situationen mit Selbstwertbedrohung größer als für Situationen mit physischer Bedrohung.

LAUX, GLANZMANN, SCHAFFNER & SPIELBERGER (1981) betonen den Stellenwert der Situation innerhalb ihrer Theorie: Selbst Hochängstliche können z.B. eine Prüfungssituation als wenig bedrohlich einschätzen, wenn sie über genügend positive Prüfungserlebnisse verfügen. Die Kombination von angstauslösendem Situationsbereich und Häufigkeit der Angstreaktion der Person macht die Interaktion aus; aber die Situationsspezifizität dieser Angstneigungs-Theorie ist gering.

ENDLER (1975) kritisiert die hohe Allgemeingültigkeit von SPIELBERGERs Trait-Angst-Konzept. Nach seinem Interaktionsmodell der Angst (ENDLER 1975; 1983; ENDLER & PARKER 1990; auch KING & ENDLER 1990) gibt es drei Situationsklassen der Angstauslösung: Situationen, in denen eine Person sich sozialer Bewertung aussetzt, Situationen, die eine physische Gefahr darstellen und Situationen, die unklar sind (ENDLER & OKADA 1975). Einen ähnlichen Ansatz vertritt BECKER, dessen Theorie im nachfolgenden Abschnitt dargestellt wird.

Kritische Anmerkung:
SPIELBERGERs Angstneigungs-Theorie besitzt nur geringe Situationsspezifität, stellt aber einen Übergang von der statischen hin zur kognitiven Interpretation der Angst (KROHNE 1980a) dar, da mit dem Konzept der Bewertung bedrohlicher Situationen kognitive Prozesse berücksichtigt werden.

4.1.1.4. BECKER: Bereichsspezifische Angstneigung

BECKER sieht sich als Vertreter eines von der Interaktionismus-Theorie zu unterscheidenden Interaktions-Ansatzes von Angstneigung, der sich formal wie folgt schreiben läßt (vgl. KLEITERs *Drei-Komponentenmodell*, S.41):

$$V = f(P, U, P * U)$$

(BECKER 1980, 68).

Angstneigung ist nach seiner Theorie *nicht allgemein* wie bei CATTELL, sondern bezieht sich auf Klassen von Situationen, ist *bereichsspezifisch.* Dabei geht die äußere Situation mit der inneren Angstneigung eine Verknüpfung ein.

Auf diese Theorie aufbauend entwickelte BECKER (1987) den Interaktions-Angst-Fragebogen (IAF) zur Messung bereichsspezifischer Angstneigungen.

Grundannahme der bereichsspezifischen Angstneigungs-Theorie BECKERs (1980) ist, wie bei CATTELL & SCHEIER (1961) und SPIELBERGER (1972), die Unterscheidung zwischen Angst als Zustand und als Eigenschaft. BECKER definiert:

> **"Unter Angst als Zustand verstehen wir ein Muster subjektiv erlebter Unlustempfindungen und physiologischer Reaktionen in einer Situation, in der sich das Individuum einer physischen oder psychischen Bedrohung ausgesetzt sieht oder eine solche antizipiert. Angstneigung als Eigenschaft definieren wir als relativ stabile Tendenz eines Individuums, in einer oder mehreren *Klassen von Situationen* Angst als Zustand zu erleben."**
> **(BECKER 1980, 50; Hervorhebung durch die Autorin).**

Auf untereinander ähnliche Situationen, die sich in einer Klasse zusammenfassen lassen, wird mit der Emotion Angst reagiert. Ist diese Reaktion relativ stabil, handelt es sich um Angstneigung als eine Persönlichkeitseigenschaft.

BECKER (1980) errechnete aus einzelnen Angst-Situationen über eine Faktorenanalyse sechs Hauptbereiche der Angstneigung. Methodisch handelt es sich um Faktoren erster Ordnung. Diese spezifischen Angstbereiche (zur Veranschaulichung sind Beispielitems aus dem IAF hinzugefügt) und ihre Interpretation lauten:

[a] Angst vor physischer Verletzung

"Angst vor Situationen, in denen man durch Menschen, Tiere, Naturereignisse, Katastrophen oder Unfälle verletzt werden oder ums Leben kommen könnte."

Beispielitems:

- **"Während Sie sich auf freiem Feld auf einer Anhöhe befinden, zieht ein schweres Gewitter auf."**
- **"Sie fühlen sich von jemandem in der Dunkelheit verfolgt."**

[b] Angst vor Erkrankungen und ärztlichen Behandlungen

"Angst vor Situationen, in denen man sich eine Krankheit zuziehen könnte, sowie vor Krankenhausaufenthalten und ärztlichen Behandlungen."

Beispielitems:
- "Sie befinden sich in einer Gruppe von Menschen und hören zufällig, daß eine dieser Personen eine ansteckende Krankheit hat."
- "Wie unangenehm wäre (ist) es Ihnen, für mehrere Tage zur stationären Behandlung in ein Krankenhaus zu müssen?"

[c] Angst vor Abwertung und Unterlegenheit

"Angst vor Situationen, in denen man entweder anderen unterlegen ist oder von Ihnen abgelehnt, herablassend behandelt oder kritisiert wird."

Beispielitems:
- "Sie stellen fest, daß die meisten Teilnehmer einer Tagung Ihnen überlegen sind."
- "Es fällt Ihnen ein, daß Sie sich kürzlich einmal gründlich blamiert haben."

[d] Angst vor Normüberschreitung

"Angst vor und Abneigung gegen Situationen, in denen man lügt oder andere moralische Normen mißachtet und dabei eventuell anderen einen Schaden zufügt."

Beispielitems:
- "Sie erinnern sich daran, daß Sie früher einen Ihnen nahestehenden Menschen seelisch verletzten."
- "Sie werden bei einer Lüge ertappt."

[e] Angst vor "Auftritten"

"Angst vor Situationen, in denen man den Blicken und Bewertungen anderer Menschen ausgesetzt ist. Man 'präsentiert' sich entweder einer Einzelperson oder einer Gruppe und kann dabei einen mehr oder weniger guten Eindruck hinterlassen."

Beispielitems:
- "Sie denken daran, daß Sie von Ihren Vorgesetzten abends eingeladen sind."
- "Sie werden vom Fernsehen zu Fragen der Zeit interviewt."

[f] Angst vor Selbstbehauptung

"Angst vor Situationen, in denen man Selbstvertrauen und die Bereitschaft (und den Mut) zum Durchsetzen eigener Interessen und Auffassungen benötigt. Auch Angst davor, andere Personen (z.B. Vorgesetzte) zu kritisieren."

Beispielitems:
- "Wie unangenehm wäre es Ihnen, einem Vorgesetzten zu widersprechen, wenn Sie sich im Recht fühlten?"
- "Wie unangenehm wäre es Ihnen, sich beim Kellner wegen schlechter Bedienung zu beschweren?"

(BECKER 1987, 11).

Bis auf den Situationsbereich "Angst vor Normüberschreitung" sind die Angstneigungsbereiche faktorenanalytisch zusammengefaßt worden zu Faktoren zweiter Ordnung:

Die Situationsbereiche [a] Angst vor physischer Verletzung, [b] Angst vor Erkrankungen und ärztlichen Behandlungen und [c] Angst vor Abwertung und Unterlegenheit ergeben gemeinsam den übergeordneten Angstbereich *"Angst vor physischen und psychischen Angriffen"*. Hier sind Situationen zusammengefaßt, die gefährdend oder schädigend im physischen oder psychischen Bereich sind. Physische Bedrohungen gehen z.B. von Menschen, Tieren oder Krankheiten aus. Psychisch gefährdend oder schädigend sind z.B. Situationen, in denen der Selbstwert bedroht ist (BECKER 1980, 60; 1987, 11).

Einen zweiten übergeordneten Angstneigungsbereich: *"Angst vor Bewährungssituationen"* bilden die Bereiche [e] Angst vor "Auftritten" und [f] Angst vor Selbstbehauptung. Es handelt sich hierbei um Situationen, die Erfolg/Mißerfolg beinhalten und damit verbunden Selbstaufwertung/Selbstwertbeeinträchtigung, Frustration verursachen können. Selbstvertrauen und Selbstsicherheit sind gefordert (BECKER 1980, 61; 1987, 11f.).

Übergeordnetes Konzept ist das Konstrukt *"globale Angstneigung"*.
Abbildung (10) veranschaulicht die Struktur des bereichsspezifischen Angstneigungs-Modells von BECKER.

Eine Person, die in einem der Angst-Situationsbereiche zu Angst neigt, kann, aber muß nicht in einem oder mehreren anderen Bereichen ebenfalls dispositionelle Angstreaktionen zeigen. Daraus ergibt sich, daß "eine situationsbezogene Persönlichkeitsbeschreibung zu einem wesentlich differenzierteren Bild führt als die globale Angsteinstufung." (BECKER 1980, 60).

BECKER (1980, 60) meint, daß auf Situationen "physischer und psychischer Angriffe" fast jeder Mensch mit Angst reagiert, bei Personen mit erhöhter Angstneigung in diesem Bereich die Angst aber besonders stark ausgeprägt ist.

Menschen mit überdurchschnittlicher Angst im Bereich "Bewährungssituationen" haben starke Mißerfolgsangst und geringe Hoffnung auf Erfolg, so BECKER (1980, 62). Er stellt daher die Hypothese auf, daß ein Zusammenhang besteht (der nicht ursächlich sein muß) zwischen starker "Angst vor Bewährungssituationen" und Selbstwertproblemen, Introversion und Neigung zu - z.B. neurotischen - Verhaltensstörungen (BECKER 1980, 61f.).

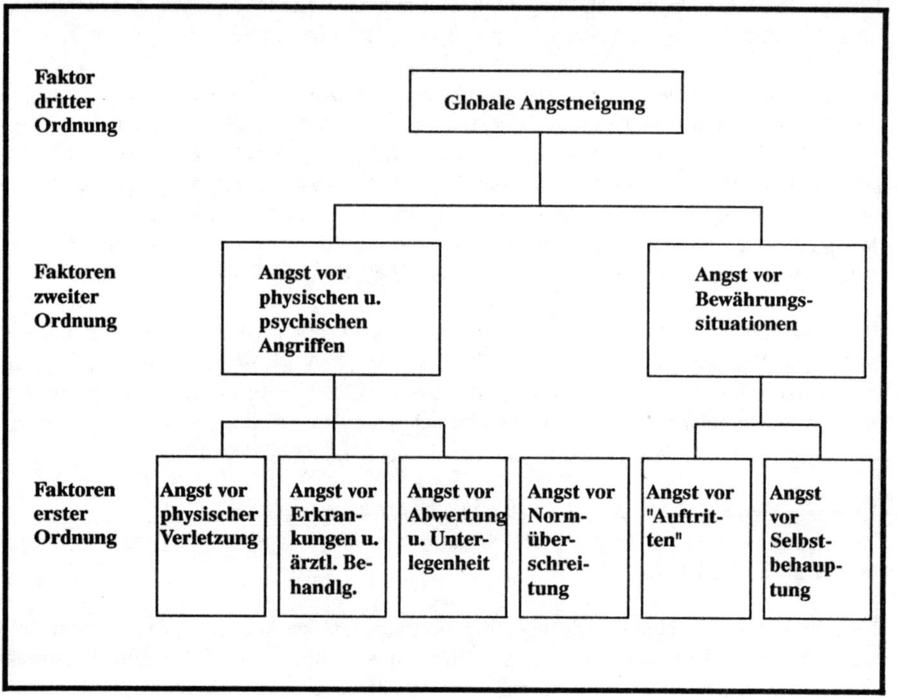

Abb. 10: Schema der hierarchischen Struktur von Angstneigungen BECKERs (aus BECKER 1987, 43).

4.2. Prozeß-Theorie

4.2.1. ROST & SCHERMER: Modell einer differentiellen Prüfungsangstdiagnostik

ROST & SCHERMER (1985; 1987; 1989a) vertreten einen mehrdimensionalen Prozeßansatz der Ängstlichkeit in Leistungssituationen. Dieses Modell bildet die Grundlage des in der Entwicklung befindlichen "Differentiellen Angstinventars" (DAI) der Autoren.

Sie verwenden, wie allgemein üblich, die Begriffe "Leistungsangst", "Schulangst", "Prüfungsangst", "Examens-Angst" oder "Testangst" synonym. International wird der Ausdruck "test anxiety" gebraucht.

ROST & SCHERMER definieren:

> **"'Schulangst' stellt einerseits eine reaktionsbezogene und andererseits eine situationsbezogene Streßreaktion dar, die als Folge eines deutlich wahrgenommenen Ungleichgewichts zwischen (selbst- und fremdgesetzten) Ansprüchen aus Schule und Elternhaus an die intellektuelle, motivationale und soziale Leistungsfähigkeit des Schülers und seiner Leistungskapazität entsteht." (ROST & SCHERMER 1987, 14f.).**

ROST & SCHERMER haben darauf ein Modell der "Differentiellen Prüfungsangstdiagnostik" (ROST & SCHERMER 1985; 1987; 1989a) aufgebaut. Dieses neuartige Konzept stellt eine Ausdifferenzierung der Testangstdiagnostik dar: Eine Verbindung verhaltenstheoretischer und kognitiver Aspekte bezogen auf vier Bereiche:

[a] Angstauslösung oder Auslösebedingungen,
[b] Angsterscheinungsweisen oder Reaktionsweisen,
[c] Angstverarbeitung oder Bewältigungsstrategien und
[d] Angststabilisierung oder Stabilisierende Bedingungen.

4.2.1.1. Angstauslösung oder Auslösebedingungen

Nach dem Konzept von ROST & SCHERMER (1987) entstehen aktuelle Angstzustände durch subjektiv als bedrohlich bewertete Situationen. Typische Auslöser speziell der Leistungsangst sind Bewährungssituationen und Situationen, in denen eine Person von anderen eingeschätzt wird (ROST & SCHERMER 1987).

Drei Bereiche sind für das Auftreten von Leistungsangst besonders bedeutsam. ROST & SCHERMER (1987, 22) beschreiben sie mit den Begriffen:

[a] "Repertoire-Unsicherheit (RU)",
[b] "Wissensbezogene Angstauslösung (WA)" und
[c] "Sozialbezogene Angstauslösung (SA)".

Zu [a] RU: Repertoire-Unsicherheit

Als "Repertoire-Unsicherheit" können diejenigen angstauslösenden Situationen zusammengefaßt werden, die eher in der Person selbst liegen. Die Person ist über die gestellten Anforderungen, deren Bewältigung und seine eigenen diesbezüglichen Fähigkeiten unsicher. Die Unsicherheit bezieht sich auf technische Schwierigkeiten bei der Erarbeitung des Lernstoffs, Probleme bei der Anwendung bestimmter Strategien, sowie Konzentrations- und Aufmerksamkeitsprobleme (ROST & SCHERMER 1991). Der/die

Prüfungskandidat/in nimmt bei sich selbst einen Mangel an Orientierung und eine instrumentelle Unsicherheit, also einen Mangel an "skill" wahr.

Einige Itembeispiele sollen das Gemeinte verdeutlichen:

[a] für instrumentelle Unsicherheit:
- **"Es fällt mir schwer, die Arbeitszeit richtig einzuteilen."**
  (Unzureichende Lernstrategien und Arbeitstechniken)
- **"Ich weiß oft nicht, wo ich mit dem Lernen anfangen soll."**
  (Ungewißheit bezüglich der Leistungsanforderungen)

[b] für Orientierungsmangel:
- **"Ich neige dazu, mich beim Arbeiten an Nebensächlichkeiten festzubeißen."**

(ROST & SCHERMER 1991, 135).

Zu [b] WA: Wissensbezogene Angstauslösung

Die Komponente "Wissensbezogene Angstauslösung" verdeutlicht die angstauslösende Wirkung im Bereich von intellektuellen Bewährungssituationen und Leistungsanforderungen, hauptsächlich Prüfungen, denen eine Person nach ihrer eigenen Einschätzung nicht gewachsen ist; kurz: "Wissensbezogene Angstauslösung" umfaßt das *"Erleben mangelnden Wissens und kognitiver Unterlegenheit"* (ROST & SCHERMER 1991, 135). Laut ROST & SCHERMER (1987) wird eine solche Einschätzung vorgenommen am Lernziel (Minderwertigkeitserlebnisse kognitiver Art in der Auseinandersetzung mit dem Stoff) oder an einer Bezugsgruppe.

ROST & SCHERMER (1991, 134) geben beispielhaft folgende mögliche Testitems:

"Ich habe Angst ...
- **wenn ich merke, daß ich wissensmäßig nicht ganz fit bin."**
- **wenn bei einer Prüfung vieles schiefgeht."**

Deutlich beinhalten zwei Items auch die subjektive Wichtigkeit der Prüfung und ihres Ergebnisses:

"Ich habe Angst ...
- **wenn von einer Prüfung viel abhängt."**
- **wenn mir bei Aufgaben ein Mißerfolg sehr schaden würde."**

Zu [c] SA: Sozialbezogene Angstauslösung
Der Bereich "Sozialbezogene Angstauslösung" faßt Situationen zusammen, in denen selbstwertbedrohende Reaktionen von anderen Personen antizipiert werden, denen gegenüber ein Individuum eine Leistung vorweisen soll und zugleich befürchtet, versagen zu können (ROST & SCHERMER 1987). Es handelt sich also kurz gesagt um "*Angstauslösung durch Konfrontation mit anderen* (antizipierte Bewertung bzw. sozialer Vergleich)" (ROST & SCHERMER 1991, 136).

Beispielitems:
"Ich habe Angst . . .
- **vor der Klasse/dem Seminar etwas vorzutragen."**
- **wenn ich aufgerufen werde und sich alle nach mir umdrehen."**
- **daß die anderen mir meine Unsicherheit anmerken."**

(ROST & SCHERMER 1991, 136).

Die Multidimensionalität der Auslösebedingungen von Leistungsängstlichkeit wird durch Untersuchungen von ROST & SCHERMER (1991) bestätigt.

4.2.1.2. Angsterscheinungsweisen oder Reaktionsweisen

Angsterscheinungsweisen als Reaktionen auf die zuvor beschriebenen Angstauslöser lassen sich im differentiellen Leistungsangst-Modell ROST & SCHERMERs auf drei Ebenen beschreiben und diagnostizieren (ROST & SCHERMER 1987, 24):

[a] "Physiologische Manifestationen (PHY)" ,
[b] "Emotionale Manifestationen (EMO)" und
[c] "Kognitive Manifestationen (KOG)".

Zu [a] PHY: Physiologische Manifestationen
Das "Differentielle Angstinventar" (DAI) soll physiologische Angsterscheinungsweisen als subjektive Wahrnehmung von physiologischen Veränderungen erfassen.
Mögliche Items dafür sind:
"Wenn ich Angst habe, . . .
- **spüre ich mein Herz klopfen."**
- **bekomme ich feuchte oder kalte Hände."**
- **ist mir fast übel."**

(ROST & SCHERMER 1989, 171).

Zu [b] EMO: Emotionale Manifestationen

Emotionale Manifestationen definieren ROST & SCHERMER als "stimmungsbezogene Aspekte, die sich durch ein hohes Maß an negativer Tönung auszeichnen und eine gewisse Affinität zu einer prädepressiven Grundstimmung zum Ausdruck bringen." (ROST & SCHERMER 1989, 171).
Beispielitems:

"Wenn ich Angst habe, ...

- **ist mir fast zum Weinen zumute."**
- **bin ich betrübt."**
- **fühle ich mich mutlos."**

(ROST & SCHERMER 1989, 171).

Zu [c] KOG: Kognitive Manifestationen

In Leistungssituationen führen kognitive Angst-Manifestationen zu Störungen im Bereich von Informationsaufnahme, -verarbeitung, -speicherung und -aktivierung. Schwierige Prüfungsaufgaben scheinen den positiven Aspekt der allgemeinen Aktivierung durch Angst, nämlich erhöhte Informationsverarbeitungsgeschwindigkeit, so ROST & SCHERMER (1987), zunichte zu machen.

Items zu solchen Konzentrationsstörungen sind:

"Wenn ich Angst habe, ...

- **vergesse ich bereits Gekonntes."**
- **kann ich mich nicht richtig konzentrieren."**
- **verstehe ich Fragen nicht mehr."**

(ROST & SCHERMER 1989, 171).

4.2.1.3. Angstverarbeitung oder Bewältigungsstrategien

Angstverarbeitung bezogen auf Testangst-Phänomene beinhaltet spezifische Strategien zur Bewältigung der Bedrohungssituation. Der Ausdruck "Coping" wird synonym benutzt. Je nach der Richtung der intendierten Kontrolle und je nach zeitlicher Nähe zur Prüfung wird als Bewältigungsstrategie eine produktive Prüfungsvorbereitung (z.B. durch Lernen) oder eine Entschärfung der Situation (z.B. durch Mogeln) eingesetzt (ROST & SCHERMER 1986; 1987). Coping-Strategien werden dabei sowohl zur Bewältigung externer Anforderungen als auch innerer Problem-Ereignisse eingesetzt.

ROST & SCHERMER (1987, 25f.) unterscheiden vier Strategien zur Prüfungsangstverarbeitung:

[a] **"Gefahrenkontrolle durch produktives Arbeitsverhalten (GK)",**
[b] **"Situationskontrolle durch Vermeidung und Mogeln (SK)",**
[c] **"Angstkontrolle durch Relaxation und Antizipation (AK)" und**
[d] **"Angstunterdrückung durch Ablenkung und Beruhigung (AU)".**

Zu [a] GK: Gefahrenkontrolle durch produktives Arbeitsverhalten

Per "Gefahrenkontrolle durch produktives Arbeitsverhalten" wird über unterschiedliche Lern- und Arbeitsstrategien beabsichtigt, die Prüfungsleistung durch Erhöhung von subjektiver Kompetenz positiv zu beeinflussen. Es wird damit sowohl die Bedrohung durch die Prüfung als auch die in Folge auftretende Angst gemindert. Empirische Untersuchungen belegen, daß Prüfungsangst durch angemessenes Arbeitsverhalten, sog. "präventive Strategien", reduziert werden kann (vgl. ROST & SCHERMER 1987) - nicht zuletzt wegen des Bewußtseins, gut vorbereitet zu sein.
Beispielitems:

"Um meine Angst zu bewältigen, ...

- wiederhole ich den Stoff."
- lerne ich mehr und intensiver."
- stecke ich mir Lernziele, die ich sicher erreichen kann."

(ROST & SCHERMER 1986, 134; 1987, 26).

Zu [b] SK: Situationskontrolle durch Vermeidung und Mogeln

Situationskontrolle durch Vermeidung und Mogeln bezieht sich auf Coping-Strategien in Prüfungsangstsituationen, die ein ausweichendes Verhalten darstellen: Eine direkte Konfrontation mit der bevorstehenden Bewährungssituation findet nicht statt, sie wird umgangen oder unterlaufen.

ROST & SCHERMER (1986, 137; 1987, 26) nennen als mögliche Testitems:

"Um meine Angst zu bewältigen, ...

- **melde ich mich krank."**
- **mache ich mir einen Spickzettel."**
- **hoffe ich, daß die Arbeit schlecht ausfällt und wiederholt werden muß."**

Zu [c] AK: Angstkontrolle durch Relaxation und Antizipation
Mit "Angstkontrolle durch Relaxation und Antizipation" sind Bewältigungsstrategien gemeint, die der aktiven Kontrolle somatischer und psychischer Symptome dienen sollen (ROST & SCHERMER 1986). Durch kognitive Auseinandersetzung in Form von gedanklicher Vorwegnahme nähert sich die ängstliche Person an die angstinduzierende Bewährungssituation an. Mit Entspannungsmethoden wird versucht, sich zu beruhigen und Kontrolle über die Angst zu gewinnen.
Einige Beispielitems hierzu sind:

"Um meine Angst zu bewältigen, ...

- **versuche ich, etwas gegen meine Verkrampfung zu tun."**
- **stelle ich mir die Situation genau vor, um damit vertraut zu werden."**
- **nehme ich mir vor, mich zu entspannen, wenn ich nicht mehr weiter weiß."**

(ROST & SCHERMER 1986, 136; 1987, 26).

Zu [d] AU: Angstunterdrückung durch Ablenkung und Beruhigung
Strategien, die die "kognitive Repräsentation einer Problemsituation" verändern, dienen der "Angstunterdrückung durch Ablenkung und Beruhigung" (ROST & SCHERMER 1987). Über die Angst als Emotion soll durch eine Abwertung der angstbesetzten Situation Kontrolle ausgeübt werden. Die angstauslösenden Bedingungen werden jedoch nicht bewältigt. Vielmehr wird durch Aufmerksamkeitsveränderungen die Angst unterdrückt, der Blick von den bedrohlichen Hinweisreizen abgelenkt und auf angenehmere oder nebensächliche Dinge gerichtet.
ROST & SCHERMER (1986, 135; 1987, 26) formulieren dazu mögliche Items:

"Um meine Angst zu bewältigen, ...

- **denke ich mir, daß es auch diesmal vorbei geht."**
- **sage ich mir, die Schule ist gar nicht so wichtig."**
- **denke ich an etwas Angenehmes, was nach der Prüfung kommt."**

Die genannten Coping-Strategien lassen sich nach ihrer Funktion unterscheiden als

[a] instrumentelle Strategien und
[b] palliative Strategien
(vgl. ROST & SCHERMER 1986, auch 1987).

ROST & SCHERMER zählen zu den problembewältigenden *instrumentellen Strategien* die Bereiche "Gefahrenkontrolle durch produktives Arbeitsverhalten (GK)" und "Situationskontrolle durch Vermeidung und Mogeln (SK)". *Palliatives Coping* zielt auf eine Bewältigung der Emotion. Diese Funktion übernehmen Verhaltensweisen der Bereiche "Angstkontrolle durch Relaxation und Antizipation (AK)" und "Angstunterdrückung durch Ablenkung und Beruhigung (AU)". (vgl. auch LAZARUS & LAUNIER 1981; LAZARUS & FOLKMAN 1984).

Der besseren Übersicht über die Struktur der Angstverarbeitung dient Abbildung (11):

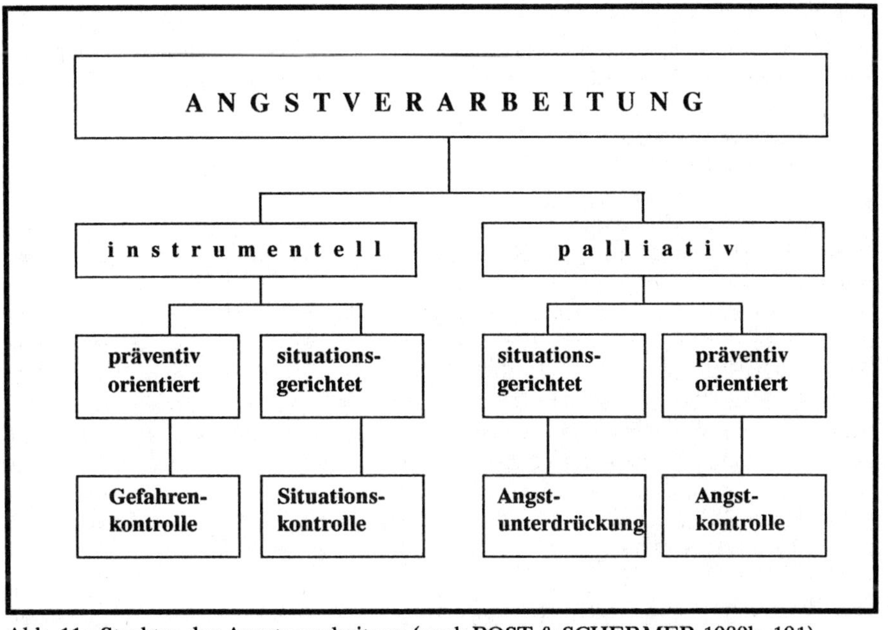

Abb. 11: Struktur der Angstverarbeitung (nach ROST & SCHERMER 1989b, 191).

ROST & SCHERMER (1986, 139) fordern:

> **"Optimale, produktive Testangstbewältigung sollte beide Aspekte, also sowohl Gefahren- wie auch Angstkontrolle, gleichermaßen einbeziehen und darf sich nicht einseitig auf einen Bereich beschränken."**

4.2.1.4. Angststabilisierung oder Stabilisierende Bedingungen

Mit dem Begriff "Angststabilisierung" oder "Stabilisierende Bedingungen" bezeichnen ROST & SCHERMER die aufrechterhaltenden oder sogar intensivierenden Bedingungen von Leistungsangst. Diese Bedingungen erhöhen die Wahrscheinlichkeit des Auftretens von Leistungsangst. ROST & SCHERMER (1987) verwenden dafür den Begriff "Verstärkung". Angststabilisierende Bedingungen sind die Folge von erlebter Angst und Selbstabwertung (ROST & SCHERMER 1987; ROST, SCHERMER & SCHARFENSTEIN 1987).

Es ist zu unterscheiden, ob die verstärkenden Bedingungen von außen (aus der Umwelt) oder aus dem Individuum selbst kommen. Differenziert werden können folglich

[a] "Externale Verstärkung (EV)" und
[b] "Internale Verstärkung (IV)"
(ROST & SCHERMER 1987).

Zu [a] EV: Externale Verstärung

External Verstärkung wirkt von außen, also aus der sozialen Umgebung, auf einen Menschen ein. Gemeint sind hier Formen von Aufmerksamkeit, die eine Person von sozialen Bezugspersonen als Folge ihrer Angstreaktion erhält. Dazu gehören z.B. Verständnis, Rücksichtnahme, Schonung oder soziale Zuwendung, auch Unterstützung (ROST, SCHERMER & SCHARFENSTEIN 1987). Alle diese Maßnahmen wirken begünstigend auf das Vermeidungsverhalten der leistungsängstlichen Person, weil sie ihre Angst im Sinne des psychoanalytischen "Krankheitsgewinns" mit angenehmen Folgen verbinden. Erlebt z.B. ein prüfungsängstliches Kind vermehrt ein solches Verhalten seiner Bezugspersonen wie Eltern oder Lehrer/innen, kann schon die Antizipation verständnisvoller Reaktionen zur Stabilisierung seiner Angst beitragen (ROST, SCHERMER & SCHARFENSTEIN 1987).

Angststabilisierung durch externale Verstärkung geschieht über [a] soziale Zuwendung und [b] verminderte Anforderungen an die Leistung. Zur Veranschaulichung dafür werden mögliche Items genannt;

- für soziale Zuwendung:
  - **"Andere nehmen auf meine Angst starke Rücksicht."**
  - **"Wenn ich Angst habe, versuchen meine Eltern, mir eine Freude zu machen."**
- für verminderte Anforderungen:
  - **"Wegen meiner Angst vor der Schule stellt man daheim weniger Anforderungen an mich."**
  - **"Wenn der Lehrer merkt, daß ich Angst habe, gibt er mir zusätzliche Tips."**

(ROST, SCHERMER & SCHARFENSTEIN 1987, 281).

Zu [b] IV: Internale Verstärkung

Der Bereich "Internale Verstärkung" umfaßt die Kognitionen eines Menschen, die eine Aufrechterhaltung von Leistungsangst bewirken, geht also von der ängstlichen Person selbst aus.

Angststabilisierung erfolgt durch Grübeln über aktuelle Angsterlebnisse und deren Auswirkungen. Solches Grübeln kann Menschen für Angstreize sensibilisieren (ROST, SCHERMER & SCHARFENSTEIN 1987). Durch das permanente Nachdenken wird die Wahrnehmung auf diese Reize gerichtet und öfter und leichter auf sie mit Angst reagiert.

> **"Wesentlich scheint dabei die Überzeugung des Individuums zu sein, selbst keine positiv-erwünschten Veränderungen an sich selbst und seiner Umwelt vornehmen zu können, und deshalb hält es dann beharrlich an seinen negativ getönten 'Erwartungen' fest. Als Folge eines sich aufschaukelnden und stabilisierenden Grübelns über die befürchteten Folgen des Leistungsversagens und der eigenen Unfähigkeit zur aktiven Veränderung ist ein Abgleiten von Ängstlichkeit in gelernte Hilflosigkeit nicht auszuschließen . . ."**
> **(ROST & SCHERMER 1987, 27).**

Beispielitems für den Bereich der internalen Angststabilisierung:

- **"Nach einer Klassenarbeit plagt mich noch lange der Zweifel an der Richtigkeit meiner Lösung."**
- **"Wenn ich Angst habe, male ich mir das Schlimmste aus."**
- **"Ich muß dauernd daran denken, daß in der Schule etwas schiefgehen könnte."**
  (ROST, SCHERMER & SCHARFENSTEIN 1987, 280).

Eine zusammenfassende Veranschaulichung des Modells der "Differentiellen Leistungsangstdiagnostik" nach ROST & SCHERMER zeigt Abbildung (12).

Kritische Anmerkung:

Die Theorie ROST & SCHERMERs wird der komplexen Beziehung zwischen Angst und Leistung unter Einbeziehung des Prozesses noch am ehesten gerecht. Der Begriff 'Prozeß' muß allerdings sehr grob vielleicht als *Abfolge-Stationen* verstanden werden. Es handelt sich nicht um einen mikroanalytischen Prozeß oder um einen Angstalgorithmus. Nicht geklärt sind die Beziehungen zwischen diesen Abfolge-Stationen der Leistungsangst und wie eventuelle Rückschleifen aussehen. Ist es nicht eher so, daß die vier Stationen in einer Situation immer wieder und in verschiedenen Reihenfolgen durchlaufen werden können? Der Begriff *Prozeß* ist also sehr weit gefaßt. Dennoch bleibt der Versuch einer Integration von Struktur- und Prozeß-Modell.

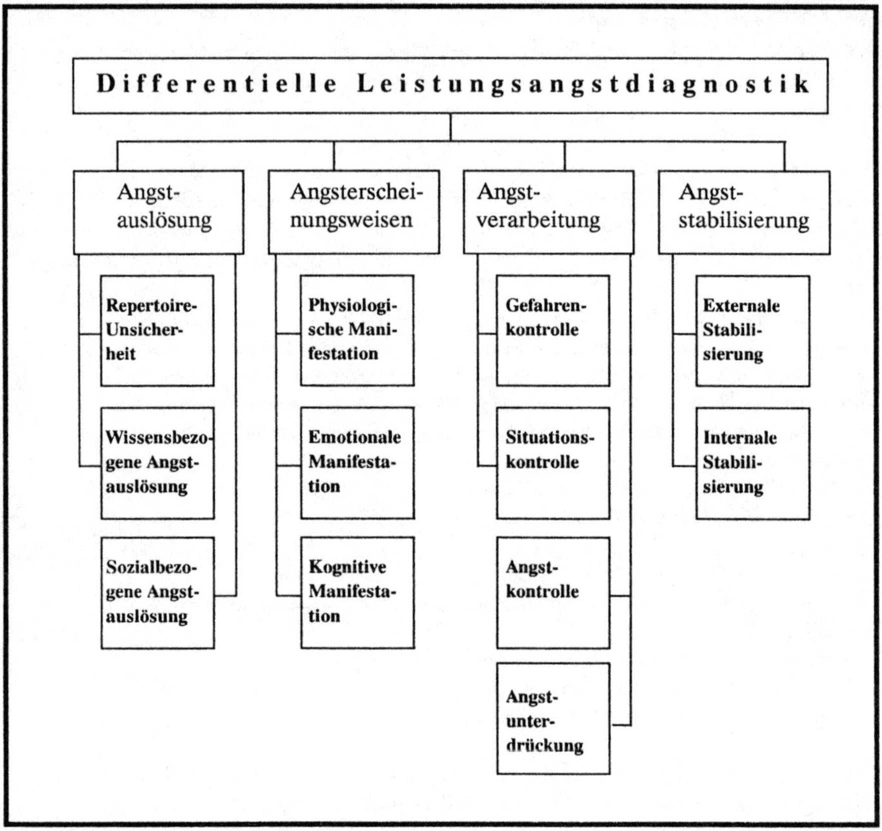

Abb. 12: Das Modell der Differentiellen Leistungsangstdiagnostik ROST & SCHERMERs (aus ROST & SCHERMER 1987, 29).

Zusammenfassung

Angstneigung bezeichnet die zeitlich stabile Verhaltenstendenz eines Menschen, im Vergleich zu anderen Personen auf Bedrohungssituationen leichter mit einem Angstzustand zu reagieren. Dargestellt wurden verschiedene statische Theorien zur Angstneigung und eine Prozeß-Theorie zur Angstneigung in Prüfungssituationen.

(1.)
Statische Theorien bieten Momentaufnahmen von Angst.

CATTELL & SCHEIERs globale Angstneigungstheorie definiert Angstneigung als personspezifischen, stark generalisierten Trait. Sie setzt sich nach diesem personalistischen Konzept aus mehreren verschieden gewichteten Primärfaktoren der Persönlichkeit zusammen, im wesentlichen: Ich-Schwäche, Schuldneigung, paranoide Neigung, niedriges Selbst-Sentiment und hohe Triebspannung. Von Person zu Person können bei gleicher Höhe der Angstneigung die Werte der einzelnen Primärfaktoren differieren.

Die situationsspezifische Angstneigungstheorie bezeichnet Angstneigung entsprechend als situationsspezifischen Trait, der sich auf einen bestimmten Reiz bezieht. Angstneigung läuft als habituelle Reaktionstendenz ab.

In SPIELBERGERs interaktionistischem 2-Situationenbereiche-Modell wird Angstneigung als Verhaltenstendenz zu häufiger Angstreaktion in objektiv wenig bedrohlichen Situationen definiert. Dabei werden zwei allgemeine Angst-Situationenbereiche differenziert: a) Situationen, die eine physische Bedrohung, Angriff oder Verletzung beinhalten und b) Situationen, die vom Individuum als Selbstwertbedrohung eingeschätzt werden.

BECKERs Konzept bereichsspezifischer Angstneigung liegt ein Interaktions-Ansatz zugrunde: Angstneigung bezieht sich auf Klassen von Situationen, innerhalb derer eine Wechselbeziehung zwischen Situation und Angstneigung besteht; es handelt sich hier um ein situationsbezogenes Persönlichkeitskonzept. BECKER differenziert folgende Situationsklassen der Angstneigung: a) Angst vor physischer Verletzung, b) Angst vor Erkrankungen und ärztlichen Behandlungen, c) Angst vor Abwertung und Unterlegenheit, d) Angst vor Normüberschreitung, e) Angst vor "Auftritten" und f) Angst vor Selbstbehauptung. Diese bilden die beiden übergeordneten Angstneigungsbereiche a) Angst vor physischen und psychischen Angriffen und b) Angst vor Bewährungssituationen, in denen der Selbstwert eines Menschen bedroht ist.

(2.)
Prozeß-Theorien beschreiben über eine Momentaufnahme hinaus den komplexen prozessualen Ablauf der Angstneigung.

ROST & SCHERMER haben entsprechend in einer Kombination von Verhaltens- und kognitiven Aspekten das Modell einer differentiellen Prüfungsangstdiagnostik entwickelt; umfassend die Bereiche a) Auslösebedingungen, b) Reaktionsweisen, c) Bewältigungsstrategien und d) Stabilisierende Bedingungen.

Zu a) Auslösebedingungen

(Leistungs-)Angst entsteht, wenn eine Situation subjektiv als bedrohlich bewertet wird. Dafür bedeutsam ist, ob sie Unsicherheit bezüglich der gestellten Anforderungen und ihrer Bewältigung auslöst (Repertoire-Unsicherheit), in ihr kognitive Unterlegenheit empfunden wird (Wissensbezogene Angstauslösung) oder antizipiertes Versagen vor anderen selbstwertbedrohend eingeschätzt wird (Sozialbezogene Angstauslösung).

Zu b) Reaktionsweisen

Auf diese Angstauslösebedingungen kann vom betroffenen Individuum reagiert werden mit der Wahrnehmung körperlicher Veränderungen (Physiologische Manifestationen), mit einem Wandel der positiven Grundstimmung (Emotionale Manifestationen) sowie Störungen der Informationsaufnahme, -verarbeitung, -speicherung und -aktivierung (Kognitive Manifestationen).

Zu c) Bewältigungsstrategien

Prüfungsangstverarbeitung oder -coping kann mit instrumentellen Strategien wie produktiver Prüfungsvorbereitung oder Entschärfung der Situation sowohl auf die Bewältigung der äußeren Prüfungsanforderungen zielen (Gefahrenkontrolle), als auch durch palliatives Coping der Bewältigung der Emotion dienen (Angstkontrolle). Die/der Prüfungskandidat/in mag der Bedrohung durch die bevorstehende Prüfung durch eine Steigerung ihrer/seiner subjektiven Kompetenz entgegenwirken (Gefahrenkontrolle durch produktives Arbeitsverhalten), aber auch durch ausweichendes Verhalten (Situationskontrolle durch Vermeidung und Mogeln). Weitere Bewältigungsstrategien sind die der Entspannung und der kognitiven Auseinandersetzung durch gedankliche Vorwegnahme (Angstkontrolle durch Relaxation und Antizipation) wie auch durch ein Vermeidungsverhalten gegenüber der herannahenden Prüfung (Angstunterdrückung durch Ablenkung und Beruhigung).

Zu d) Stabilisierende Bedingungen

Bedingungen, die Prüfungsangst aufrechterhalten oder sogar verstärken sind laut ROST & SCHERMER eine Folge erlebter Angst und Selbstabwertung. Stabilisierende Bedingungen können äußere Faktoren wie soziale Zuwendung oder verminderte Anforderungen sein, die das Vermeidungsverhalten der prüfungsängstlichen Person unterstützen (Externale Verstärkung), aber auch die innere Einstellung des Prüfungskandidaten kann in Form von Grübeln über aktuelle Angsterlebnisse und ihre Auswirkungen ein derartiges Resultat erzielen (Internale Verstärkung).

KAPITEL 5: Angstarten nach SCHWARZER

Die meisten Menschen reagieren nicht allgemein ängstlich, sondern überwiegend in bestimmten Situationen. Das gilt sowohl für Angst als Zustand als auch für Angst als Persönlichkeitsmerkmal. SCHWARZER (1983; 1987) hat versucht, Angstarten einzuteilen nach Situationen, in denen Angst auftreten kann. Dazu hat er in der Zusammenziehung einer großen Anzahl empirischer Einzelbefunde einerseits statistische Meta-Analysen gerechnet, andererseits aber in einer sinngemäßen Zusammenschau - nicht, was das Gesamtkonzept anbetrifft, auf empirisch und faktoren- oder clusteranalytischer Basis - eine Systematik (eine Taxonomie) und eine Theorie entworfen, die Ängste nach ihrem Allgemeinheitsgrad und ihrer Thematik ordnet. Er hat sich dabei möglichst streng an den empirischen Einzelbefunden orientiert. Sein Ansatz soll hier exemplarisch dargestellt werden als Beitrag, wie man Angst allgemein in Angstarten einteilen könnte. Dabei geht SCHWARZERs Taxonomie von den drei übergeordneten Angstbereichen soziale Angst, Leistungs- und Existenzangst aus. Insgesamt handelt es sich um einen theoriegeleiteten Integrationsversuch der weitgestreuten empirischen Einzelbefunde. Hierin liegt seine Leistung neben den statistischen Meta-Analysen.

SCHWARZERs Angsttheorie ist kognitiv orientiert und baut auf den Größen

[a] Besorgtheit ("worry") und
[b] Aufgeregtheit ("emotionality")

auf, die zurückgehen auf die *Zwei-Komponenten-Theorie* der Testangst von LIEBERT & MORRIS (1967). Die Theorie wurde seither u.a. bearbeitet von DOCTOR & ALTMAN (1969) und DEFFENBACHER (1980). Eine weitere Grundannahme der Theorie SCHWARZERs stellt das Prinzip *"Selbstaufmerksamkeit"* dar. Bevor die Angstarten besprochen werden, seien diese Grundannahmen erläutert.

5.1. Grundannahmen

Aufgeregtheit und Besorgtheit nach SCHWARZER (1987) machen das Angsterleben aus, nicht physiologische Erregung. HOLROYD & APPEL (1980, 132) berichten, daß testängstliche Studenten sich in einer Leistungssituation anhand ihrer physiologischen Erregung nicht von Studenten unterscheiden, die keine Testangst haben.

Aufgeregtheit und Besorgtheit sind Reaktionen auf situative, selbstwertrelevante Herausforderungen und Bedrohungen, die sich zu überdauernden Reaktionsmustern entwickeln können (SCHWARZER 1987, 90 und 120). Beides sind nach SCHWARZERs Konzept Kognitionen (SCHWARZER 1987, 89) im Zustand von Selbstaufmerksamkeit. In der Angstliteratur tauchen dafür auch die Begriffe "emotionale" und "kognitive" Komponente der Prüfungsangst auf (vgl. z.B. HODAPP, LAUX & SPIELBERGER 1982).

JERUSALEM (1990) hat die Muster kognitiver Bewertungsprozesse in Streßsituationen (fortlaufendes Versagen in schwierigen Testaufgaben) untersucht. Nach seiner Theorie verkörpert Trait-Angst *eine* Persönlichkeitsvariable der Bewertungs-Antezedenzien. Niedrige Trait-Angst puffert Streßerlebnisse, hohe Angstneigung läßt die Tendenz steigen, ein Ereignis als Bedrohung einzuschätzen und verringert den eigentlichen Bewertungsprozeß.

5.1.1. Selbstaufmerksamkeit

SCHWARZER (1983, 129; 1987, 47) bezeichnet als Selbstaufmerksamkeit die Hinwendung der Aufmerksamkeit einer Person auf sich selbst, die Konzentration ihrer Kognitionen auf die eigene Person. Selbstaufmerksamkeit kann sowohl ein aktueller Zustand sein, als auch eine überdauernde Eigenschaft. Es sind die Aspekte

[a] private Selbstaufmerksamkeit und
[b] öffentliche Selbstaufmerksamkeit
zu unterscheiden.

Zu [a]: Private Selbstaufmerksamkeit
Private Selbstaufmerksamkeit nach SCHWARZER (1987, 49) befaßt sich mit Kognitionsinhalten, die niemand anders als die Person selbst direkt erleben kann: Körperempfindungen, Stimmungen, Gefühle, Motive, Einstellungen, Phantasien und Selbstwert. Beziehen sich diese Kognitionen auf Affekte, dann wird zwar, so SCHWARZER (1983, 131; 1987, 50f.), die Selbsterkenntnis erhöht, aber gleichzeitig erhöht sich auch die Affektintensität. Konkret bedeutet dies, daß Prüfungskandidaten, die sich über ihre Prüfungsangst auf der Ebene privater Selbstaufmerksamkeit austauschen, ihre Angst intensivieren.

Zu [b]: Öffentliche Selbstaufmerksamkeit
Öffentliche Selbstaufmerksamkeit liegt vor, wenn eine Person sich selbst als soziales Objekt wahrnimmt und darüber nachdenkt, welchen Eindruck sie auf die Teilnehmer ihrer sozialen Umwelt macht.

5.1.2. Aufgeregtheit

Aufgeregtheit oder "emotionality" bezieht sich auf die *subjektive Wahrnehmung autonomer Erregung*. SCHWARZER (1987, 89f.) definiert Aufgeregtheit als "die Empfindung autonomer Prozesse im Zustand privater Selbstaufmerksamkeit". Aufgeregtheit tritt verstärkt am Anfang einer als bedrohlich erlebten Situation auf, also kurz vor einer Prüfung und unmittelbar zu Beginn der Prüfung und flacht mit zunehmender Gewöhnung an die Gefahr allmählich ab (DEFFENBACHER 1980, 118).

5.1.3. Besorgtheit

Besorgtheit oder "worry" sind Bezeichnungen für Selbstaufmerksamkeit in Form der *Wahrnehmung von selbstbezogenen Gedanken* über eigene Handlungen und Fähigkeiten und die persönliche Erfolgswahrscheinlichkeit (SCHWARZER 1983, 126). Die eigenen adaptiven Ressourcen werden negativ - also als in der spezifischen Situation nicht ausreichend - angesehen (vgl. HECKHAUSEN 1980, 245). HECKHAUSEN setzt für Besorgtheit auch "Selbstzweifel". In jedem Fall sind diese Kognitionen "aufgaben-irrelevant", d.h. sie dienen nicht der Lösung des Problems.

Besorgtheit entsteht durch Bewertungssituationen, in denen eine Person ihr Selbst bedroht fühlt (SCHWARZER 1987, 89), beispielsweise Prüfungen. Sie bleibt während der gesamten Prüfungssituation recht stabil.

Aufgeregtheit und Besorgtheit stehen beim Angsterleben in Beziehung zueinander: Aufgeregtheit kann nach der Theorie SCHWARZERs als Bestätigung der Besorgtheit angesehen werden (SCHWARZER 1987, 87). Prüfungsleistungen werden durch beide Komponenten je spezifisch beeinträchtigt, aber Besorgtheit wurde Untersuchungen zufolge gegenüber Aufgeregtheit als der treffendere Indikator für die Vorhersagbarkeit von Leistungsbeeinträchtigungen ermittelt (vgl. DEFFENBACHER 1980; SCHWARZER & QUAST 1985; SEIPP & SCHWARZER 1991; auch Kap. 5.4.3.).

Nachdem die Grundannahmen der Angsttheorie SCHWARZERs in den vorangegangenen Abschnitten im Abriß dargestellt wurden, soll nun auf die von ihm ins Auge gefaßten einzelnen Angstarten eingegangen werden. Dabei orientieren wir uns an seinen übergeordneten Angstbereichen, nämlich

- [a] **Existenzangst,**
- [b] **Soziale Angst und**
- [c] **Leistungsangst.**

Abbildung (13) gibt SCHWARZERs Taxonomie wieder.

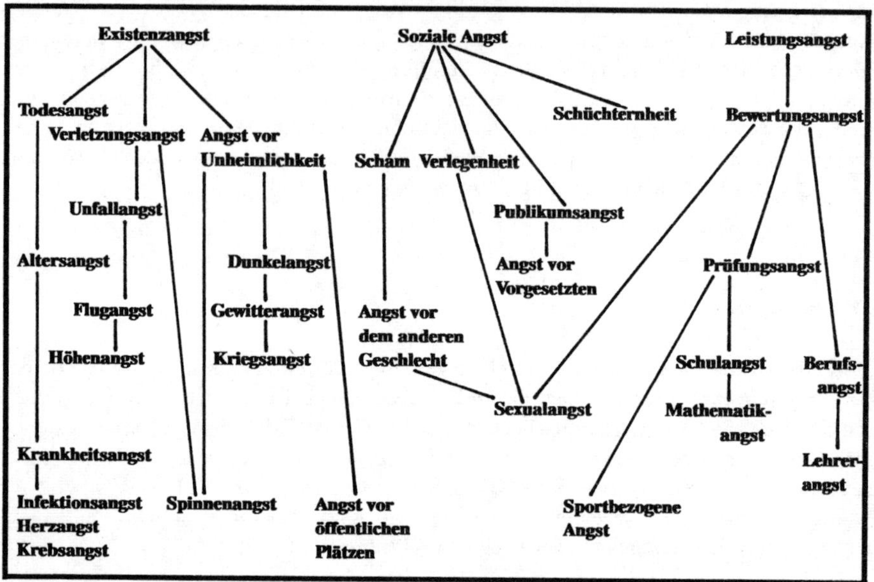

Abb. 13: Ordnung von Ängsten nach ihrem Allgemeinheitsgrad und ihrer Thematik nach der Theorie SCHWARZERs (aus SCHWARZER 1987, 93).

5.2. Existenzangst

Existenzangst umfaßt Situationen, in denen die körperliche Unversehrtheit bedroht wird und zwar durch Tod, Verletzung oder "Unheimlichkeit". Zu dieser Klasse gehören situationsspezifische Ängste wie die vor Alter, Krankheit, Unfällen, Dunkelheit, Tieren oder Krieg.

5.3. Soziale Angst

Soziale Angst ist eine emotionale Reaktion in interpersonellen Beziehungen, die Unbehagen auslöst. SCHWARZER (1987, 142) definiert soziale Angst als "komplexe Begleitemotion in sozialen Streßsituationen". Angst kann aber auch wieder auf interpersonelle Beziehungen zurückwirken (vgl. Kap. 7). Die Theorie der kognitiven

Interferenz (vgl. Kap. 5.4.), d.h. die Störung durch selbstbezogene Gedanken, läßt sich auch auf zwischenmenschliche Beziehungen anwenden (vgl. SARASON, I.G., SARASON, B.R. & PIERCE 1990).

Soziale Angst entsteht, wenn eine Situation als selbstwertbedrohlich erlebt wird, weil das Individuum sich als sozial inkompetent einschätzt (SCHWARZER 1987, 141). Die Tatsache beobachtet zu werden, aber auch Nichtbeachtung, ruft soziale Angst hervor, weil sie in Zusammenhang mit verstärkter öffentlicher Selbstaufmerksamkeit steht. Öffentliche Selbstaufmerksamkeit tritt besonders stark in Situationen auf, in denen sozial ängstliche Menschen Bewertungen ausgesetzt sind.

Wie häufig ein Mensch auf spezifische Situationen mit sozialer Angst reagiert, hängt wesentlich von seiner Neigung zu öffentlicher Selbstaufmerksamkeit ab: Soziale Angst als Disposition ist ein erworbenes Persönlichkeitsmerkmal (SCHWARZER 1987, 144) und gekoppelt an hohe öffentliche Selbstaufmerksamkeit. Ebenso kann starke öffentliche Selbstaufmerksamkeit als Folge sozialer Ängstlichkeit auftreten (SCHWARZER 1987, 140).

SCHWARZER (1983; 1987) nach BUSS (1980) spaltet soziale Ängstlichkeit in vier Ausdrucksformen:

[a] Verlegenheit,
[b] Scham,
[c] Publikumsangst und
[d] Schüchternheit.

5.3.1. Verlegenheit

Verlegenheit ist ein meist mit Erröten verbundener aktueller und erlernter Zustand öffentlicher Selbstaufmerksamkeit.

Die Verlegenheit wird ausgelöst durch situative Bedingungen wie ungeschicktes oder fehlerhaftes Verhalten, soziale Hervorgehobenheit, Verletzung der eigenen Privatheit oder übertriebenes Lob, das als Diskrepanz zwischen dem Lob und dem eigenen Selbstbild erfahren wird (SCHWARZER 1987, 128).

Personenspezifische Bedingungen, die die Auftretenswahrscheinlichkeit eines Verlegenheitszustandes erhöhen sind

[a] hohe öffentliche Selbstaufmerksamkeit,
[b] das subjektive Erleben mangelnder sozialer Kompetenz,
[c] ein Körperempfinden, das mit hoher Privatheit verbunden ist (z.B. Nacktheit) und
[d] geringe Bereitschaft zu Selbstenthüllung
(vgl. SCHWARZER 1987, 129).

Verlegenheit ist als Konsequenz verbunden mit einem vorübergehenden Verlust der Selbstakzeptanz.

Verlegenheit wird in der Sozialisation erlernt über die Koppelung mit sozialer Hervorgehobenheit (SCHWARZER 1987, 130). Der Begriff *soziale Hervorgehobenheit* ist hier nicht im Sinne von sozial höherstehend zu verstehen, sondern meint *soziale Herausgenommenheit* bei positiven und negativen Ereignissen. Ein Kind, dem z.B. ein Mißgeschick passiert, wird in den Mittelpunkt öffentlicher Aufmerksamkeit gestellt, erfährt damit soziale Hervorgehobenheit und fühlt sich verlegen. Es entwickelt so allmählich als kognitive Bedingung von Verlegenheit die Erwartung, Gegenstand öffentlicher Aufmerksamkeit zu sein.

5.3.2. Scham

Scham ist eng verbunden mit Verlegenheit. Im Unterschied dazu ist Scham jedoch eine intensivere und länger andauernde Reaktion auf die Verletzung moralischer Wertmaßstäbe, die als Selbstverachtung, Selbstenttäuschung und soziale Zurückweisung empfunden wird (SCHWARZER 1987, 130).

Unmittelbare Ursachen von Scham sind neben unmoralischem Verhalten offenkundige Minderleistungen und die Nichterfüllung sozialer Erwartungen. Überdauernde Bedingungen, die die Auslösung von Scham begünstigen können, sind die Neigung zu öffentlicher Selbstaufmerksamkeit sowie körperliche, familiäre oder durch eigenes öffentlich gewordenes Fehlverhalten verursachte Stigmen. Scham ist verbunden mit einer internalen Attribution, d.h. die sich schämende Person schiebt sich selbst die Ursache ihres Verhaltens zu, nicht anderen Personen oder sonstigen äußeren Umständen. Scham hat als Konsequenz einen Verlust an Selbstwertschätzung zur Folge.

Internale Attribution und Verlust an Selbstwertschätzung wie die Auslösung durch Moralverletzung, hat Schuld mit Scham gemeinsam. SCHWARZER (1987, 131) aber trennt Scham und Schuld: *"Um sich schuldig zu fühlen, bedarf es der privaten, um sich zu schämen bedarf es der öffentlichen Selbstaufmerksamkeit."* Schuld empfindet ein Mensch, wenn er einer anderen Person Schaden zugefügt hat, Scham empfindet er, wenn er eine andere

Person enttäuscht hat. Scham ist entsprechend im Unterschied zu Schuld abhängig von öffentlich gewordenem Fehlverhalten und äußeren anstatt persönlichen Normvorstellungen. Scham ist außerdem zu unterscheiden von Furcht vor Strafe. Die kognitive Entwicklung eines Kindes ist wahrscheinlich erst im fünften Lebensjahr so weit vorangeschritten, so SCHWARZER (1987, 132), daß es Scham empfinden kann. Schamgefühl wird in der Sozialisation erlernt, wenn durch Erziehungsverhalten wie Liebesentzug bei Versagen, ein Kind seine Selbstwertschätzung als stark abhängig von seinem leistungsmäßigen und moralischen Handeln erfährt.

5.3.3. Publikumsangst

Der Begriff Publikumsangst bezeichnet die Angst einer Person vor der Hervorhebung in einem sozialen Kontext, in dem sie selbst und/oder ihr Handeln einer öffentlichen Bewertung unterzogen wird, und in der sie sich einer möglichen sozialen Zurückweisung aussetzt (SCHWARZER 1987, 132f.).

Publikumsangst ist gekennzeichnet durch Blässe, eine unsichere Stimme und verkrampfte Körperhaltung, Aktivation des Sympathikus und desorganisiertes Verhalten. Im Bereich des persönlichen Erlebens tritt Aufgeregtheit und Besorgtheit als Folge eines Zustandes öffentlicher Selbstaufmerksamkeit auf (vgl. SCHWARZER 1987, 133).

Als situative Ursachen der Publikumsangst bezeichnet SCHWARZER (1987, 133) nach BUSS (1980, 170) die soziale Hervorgehobenheit, die Struktur und das Verhalten des Publikums und die neuartige Situation. Mit der Struktur des Publikums ist gemeint, ob für die Person selbst signifikante (bedeutsame) Personen unter den Zuhörern sind, wenn sie z.B. einen Vortrag halten soll und sich damit einer Bewertung aussetzt.

Publikumsangst kann ebenfalls eine Disposition sein. Dispositionale Ursachen von Publikumsängstlichkeit liegen nach SCHWARZER (1987, 134) in der Neigung eines Menschen zur Besorgtheit. Diese Besorgtheit, die sich auf die eigene Person als soziales Objekt richtet, ist wiederum bedingt durch geringe Selbstachtung, Schüchternheit und öffentliche Selbstaufmerksamkeit. Die Kognitionsinhalte von Besorgtheit gelten der Handlungsausführung und -qualität, sie werden ausgelöst durch geringe Selbstachtung, Bewertungsangst und Furchtsamkeit.

Die Publikumsangst in Redesituationen, wie z.B. beim Halten eines Referates, baut sich im Verlauf allmählich ab. Von der zu Beginn vorherrschenden Selbstaufmerksamkeit wendet sich der Redner/die Rednerin allmählich zur Sache hin, die Konzentration richtet sich auf das Thema.

5.3.4. Schüchternheit

Schüchternheit ist charakterisiert durch beeinträchtigtes Sozialverhalten im Zustand öffentlicher Selbstaufmerksamkeit.

Eine schüchterne Person meidet Blickkontakt, hält körperlichen Abstand, spricht wenig und leise und verhält sich ernst und zurückhaltend. Im Unterschied zu Höflichkeit ist Schüchternheit aber keine Frage der Form; der/die Schüchterne "kann nicht anders" (SCHWARZER 1987, 135). Eine schüchterne Person ist ängstlich erregt und besorgt über ihre soziale Kompetenz. Sie antizipiert eine Selbstwertbedrohung und aktiviert Selbstzweifel und öffentliche Selbstaufmerksamkeit (SCHWARZER 1987, 136).

Die situativen Ursachen von Schüchternheit liegen nach SCHWARZER in der Fremdartigkeit der sozialen Situation und der eigenen Hervorgehobenheit. Ein dispositionell schüchterner Mensch erlebt sich selbst als introvertiert und zurückhaltend. Er neigt zu öffentlicher Selbstaufmerksamkeit, hat ein niedriges Selbstwertgefühl und "entwickelt eine zu strenge Selbstkritik hinsichtlich des eigenen Sozialverhaltens" (SCHWARZER 1987, 138).

5.4. Leistungsangst

Leistungsangst ist oftmals mit sozialer Angst verknüpft, weil Leistung in sozialen Situationen (z.B. in der Schule) gezeigt und bewertet wird. Sind diese Situationen selbstwertrelevant, kann Leistungsangst entstehen. Leistungsangst - kognitiv interpretiert - ist *"die Besorgtheit und Aufgeregtheit angesichts von Leistungsanforderungen, die als selbstwertbedrohlich eingeschätzt werden"* (SCHWARZER 1987, 94).

Prüfungsangst ist nach SCHWARZERs Taxonomie eine Unterkategorie der Leistungsangst. Nach einem groben Bestimmungsversuch SIEBERs (1980, 17) bezieht sie sich auf Reaktionen, die die Auseinandersetzung mit einem möglichen Versagen begleiten.

5.4.1. Merkmale Leistungsängstlicher

Ängstliche Prüfungskandidaten aktivieren in Prüfungssituationen vermehrt Selbstzweifel anstelle überwiegend prüfungsrelevanter Kognitionen (vgl. WINE 1971; HECKHAUSEN 1981). SCHWARZER (1987) unterscheidet Hochängstliche von Niedrigängstlichen in bezug auf Leistungsangst hinsichtlich der Merkmale

[a] Aufmerksamkeit und
[b] Attributionsstil.

Zu [a]: Aufmerksamkeit
Die *Aufmerksamkeitshypothese* (WINE 1980) besagt, daß Hochängstliche (im Gegensatz zu Niedrigängstlichen) bei Leistungsanforderungen zu aufgabenirrelevanten Reaktionstendenzen neigen, anstatt problemorientiertes Verhalten zu aktivieren.

Zu [b]: Attributionsstil
Ein die Selbstzweifel verstärkender Attributionsstil charakterisiert den hochängstlichen Typ, Niedrigängstliche attribuieren dagegen selbstwerterhaltend.

Diese Einflußgrößen des Angstgeschehens werden in den beiden folgenden Abschnitten ausgeführt.

5.4.1.1. Verstärkte Selbstaufmerksamkeit

Wesentlicher Aspekt der *"Aufmerksamkeitshypothese"* im Zusammenhang mit Leistungsangst ist die Richtung der Aufmerksamkeit (SCHWARZER 1987, 95): Ängstliche Personen lenken ihre Aufmerksamkeit in Leistungssituationen, wie z.B. Prüfungen, weniger auf die zu lösende Aufgabe als auf selbstbezogene Kognitionen. Untersuchungsergebnisse lassen den Schluß zu, daß *"das Verhältnis von Angst und Leistung vor allem von den kognitiven Prozessen bestimmt wird, die mehr oder weniger stark von der Aufgabenbearbeitung ablenken"* (SCHWARZER 1987, 88). Aufgabenirrelevante Kognitionen sind Aufgeregtheit, also die Wahrnehmung körperlicher Erregung und Besorgtheit als Zweifel an der eigenen Kompetenz (SCHWARZER 1987, 97).

Ein ähnlicher Zusammenhang zwischen Angst und Leistung wurde bereits von MANDLER & SARASON (1952) gesehen. Später sprechen SPENCE & SPENCE (1966, 308) von "task-irrelevant responses".

MANDLER & SARASON (1952) unterscheiden in ihrer behavioristischen Theorie auf Leistung bezogen hemmende und fördernde Wirkungen angstbezogener Habits. Als leistungsfördernd gelten aufgabengerichtete Reaktionen. Leistungsmindernde Angsthabits sind selbstzentrierte Reaktionen:

"Anxiety responses which are not specifically connected with the nature of the task or materials. These responses ... may be manifested as feelings of inadequacy, helplessness, heightened somatic reaction, anticipations of punishment or loss of status and esteem, and implicit attempts at leaving the test situation. It might be said, that these responses are self rather than task centered." (MANDLER & SARASON 1952, 166).

Es wird angenommen, daß selbstbezogene Habits die aufgabenbezogenen Habits hemmen oder überlagern, weshalb diese Theorie auch "Interferenztheorie" oder *"Habit-Interferenztheorie"* genannt wird.

Wenn hochängstliche Menschen in Prüfungen schlechter abschneiden als niedrigängstliche, dann liegt die Ursache in den aufgabenirrelevanten Reaktionstendenzen der Hochängstlichen. Nicht die eigentliche Erregung stört die Leistungsfähigkeit, sondern die Aufmerksamkeitsablenkung von den aufgabenrelevanten Kognitionen. Die Ablenkung von der Aufgabenbearbeitung verkürzt die Zeit für die Aufgabenlösung.

Eine Folgerung aus dieser Theorie wäre, daß mit Hochängstlichen weniger über Angst als über Handlungsmöglichkeiten gesprochen werden sollte. "Die subjektive Verfügbarkeit von wirksamen Bewältigungsmustern muß ihnen nahegelegt werden. Dann werden sie daran gehindert, ihre Aufmerksamkeit von den anstehenden Problemen abzuwenden." (SCHWARZER 1987, 95). Als eine mögliche Strategie, die zwar an den äußeren Bedingungen einer Prüfungssituation nichts ändert, aber im Einzelfall die persönliche Einstellung zum antizipierten negativen Ergebnis der Prüfung ändern kann, sei in diesem Zusammenhang die "individuelle Bezugsnormorientierung" (RHEINBERG 1980), d.h. die Bewertung der Leistung am persönlichen Leistungsstand und der "Angstabbau durch Reduktion der Bedeutsamkeit eines Zieles" (JACOBS 1981, 158ff.) erwähnt.

Kritisiert wird die Auffassung der kognitiven Interferenz-Theorie der Prüfungsangst von KERRES (1988). Mit MEICHENBAUM & BUTLER (1980) vertritt er den Standpunkt, daß aufgabenirrelevante Kognitionen vor und während Prüfungssituationen *qualitativ* betrachtet werden sollten. KERRES sieht reflexive Kognitionen als "Hinweis für selbstregulative Prozesse" (KERRES 1988, 36) mit adaptiver Funktion und damit als "Voraussetzung zur Bewältigung komplexer Anforderungen" (KERRES 1988, 177). So arbeiten kognitive Therapien mit Selbst-Suggestionen wie "Ich werde es schaffen" oder "Ich bleibe ruhig und gelassen" (vgl. z.B. MEICHENBAUM 1977; SACHSE 1982).

Als inhaltsunspezifische Auswirkungen auf die Prüfungsbewältigung nennt KERRES:

"Kann die Person Bedingungen, die sie im Rahmen ihrer Vorbereitungsaktivität

als förderlich erachtet, nicht herstellen, wirkt sich dies negativ aus. Wird z.B. eine intensive gedankliche Auseinandersetzung mit der kommenden Prüfung als wichtig für die eigene Vorbereitung bewertet, dann hat nicht das Ausmaß oder die emotionale Qualität dieser Auseinandersetzung eine Wirkung auf die emotionale/metakognitive Bewältigung, sondern die subjektive Einschätzung der Förderlichkeit einer solchen Auseinandersetzung. <...>

Personen mit starker Aufgeregtheits-Tendenz berichten <...> nicht quantitativ mehr aufgabenirrelevante Kognitionen. Bei gleicher Auftretenshäufigkeit werden diese Kognitionen emotional (tendenziell) unangenehmer erlebt und als (signifikant) störender bewertet."
(KERRES 1988, 149f.).

5.4.1.2. Selbstzweifel verstärkende Attribution

Hochängstliche unterscheiden sich von Niedrigängstlichen hinsichtlich ihres Attributionsstils: Sie differieren in ihrer subjektiven Ursachenzuschreibung für Erfolg und Mißerfolg (SCHWARZER 1987, 97; nach WINE 1980, 360). Überdauernde Attributionsmuster bei verschieden ängstlichen Menschen sind allerdings nicht eindeutig erforscht.

SCHWARZER (1983, 141) meint: "Bei Erfolg machen sie [d.h. die Hochängstlichen; die Autorin] sich nicht selbst genügend verantwortlich dafür, und bei Mißerfolg fühlen sie sich geradezu sehr verantwortlich." Hochängstliche attribuieren selbstzweifelverstärkend. Sie sehen in Leistungssituationen nicht ihre Leistung einer Prüfung unterzogen, sondern sich selbst. Daher reagieren sie mit öffentlicher Selbstaufmerksamkeit auf Prüfungssituationen und fürchten, für unfähig gehalten zu werden. Hochängstliche bereiten sich aus diesem Grund und aus Furcht vor Mißerfolg auf Prüfungen besser vor als Niedrigängstliche, zitiert SCHWARZER (1987, 103) KROHNE (1980), und unterscheiden sich dann in ihrer Leistung kaum von den weniger gut vorbereiteten Niedrigängstlichen. *Unvorbereitete* Tests oder Prüfungsaufgaben wirken bedrohlich auf Hochängstliche; sie reagieren meist hilflos und erreichen darin geringere Leistungen als Niedrigängstliche.

SCHWARZER geht aus vom Attributionsstil-Muster WEINERs (1979):

	stabil	variabel
internal	Fähigkeit	Anstrengung
external	Aufgabenschwierigkeit	Glück

Hochängstliche attribuieren bei Mißerfolg internal-stabil, bei Erfolg aber eher external. Sie neigen bei schlechten Leistungsergebnissen zu Resignation, Erfolg dagegen motiviert sie, weil sie fürchten, daß er nicht überdauernd sein könnte. Daher reagieren ängstliche Personen in Leistungssituationen stets mit Besorgtheit - auf Erfolg ebenso wie auf Mißerfolg (SCHWARZER 1987, 97f.). *Niedrigängstliche* attribuieren allenfalls selbstwert-erhaltend, so SCHWARZER (1987, 97). Wenn sie überhaupt Ursachenzuschreibungen vornehmen, dann attribuieren sie bei Erfolg eher internal-stabil, d.h. sie führen gute Leistungen auf ihre Fähigkeiten zurück, bei Mißerfolg attribuieren Niedrigängstliche internal-variabel, d.h. schlechte Leistungen werden auf mangelnde Anstrengung zurückgeführt.

Von WEISS (1986) liegen Untersuchungsergebnisse über Attributionen auf Prüfungsangst in Abhängigkeit von vorausgegangenem Erfolg/Mißerfolg auf der allgemeinpsychologischen Ebene vor, die jedoch nicht differentialpsychologisch (d.h. nach Hoch- und Niedrigängstlichen getrennt) bestätigt werden konnten. WEISS ermittelte: "Nach Mißerfolg führen internale Attributionen zu höherer Prüfungsangst als externale Attributionen, stabile Attributionen führen zu höherer Angst als variable Attributionen <...>. Nach Erfolg führen externale Attributionen zu höherer Angst als internale Attributionen, variable Attributionen erzeugen höhere Angst als stabile Attributionen <...>." (WEISS 1986, 85f.).

SUPERSAXO, PERREZ & KRAMIS (1987) untersuchten an einer Grundgesamtheit von 111 Schweizer Schülern der Klassenstufe sechs den Einfluß, den Attributionen des *Lehrers* auf die Kausalattribution ihrer Schüler haben. Sie stellten - den Selbstwert der Schüler betreffend - die Hypothese auf, daß durch günstige Ursachenzuschreibung des Lehrers bezogen auf das Ergebnis schriftlicher Tests, die Neigung der Schüler zu ungünstigen Attributionen langfristig zu beeinflussen sei. Eine solche Veränderung solle ihre Schulangst beziehungsweise ihre Lustlosigkeit die Schule betreffend, reduzieren. Die günstige Ursachenzuschreibung des Lehrers solle sein: Bei Erfolg internal-stabil, also auf Fähigkeit und bei Mißerfolg internal-variabel, also auf Mangel an Anstrengung. Bis auf die Neigung, Mißerfolg auf geringe Anstrengung zu beziehen, konnten die Annahmen empirisch bestätigt werden. Durch die genannten Lehrerattributionen nahm die Tendenz, Erfolg und Mißerfolg internal-stabil zu attribuieren zu, und die Tendenz, Erfolg external-variabel zu attribuieren, wurde herabgesetzt. Die Korrelation dieser positiven Veränderungen mit Schulangst erwies sich jedoch als nicht signifikant, was SUPERSAXO et al. (1987, 8) darauf zurückführen, daß das Angstniveau der untersuchten Schüler sich im normalen Bereich bewege; eine angenommene Korrelation mit Schulunlust konnte nur zum Teil bestätigt werden.

SCHWARZER (1987, 100; nach WINE 1980, 377) gibt folgende Übersicht über die

Unterschiede zwischen hoch- und niedrigängstlichen Leistungsangst-Typen:

Niedrigängstliche	Hochängstliche
* Selbstwerterhaltende Attribution	* Selbstzweifelverstärkende Attribution
* Beschäftigung mit relevanten Reizen der Situation und mit adaptiven Handlungen	* Beschäftigung mit negativen Handlungsergebnissen und Bewertung durch andere
* Aufgabengerichtet	* Selbstgerichtet
* Handelnd	* Beobachtend
* Problemlösungskognition	* Statische Kognitionen
* Aktiv	* Passiv
* Überzeugung von Selbstwirksamkeit	* Mangelnde Selbstwirksamkeitserwartung
* Gegenwartsorientiert	* Abschweifen von der Situation
* Situationsspezifische Kognitionen	* Globale und stereotype Kognitionen
* Erregung interpretiert als produktive Energie	* Erregung interpretiert als ängstliche Aufgeregtheit und körperliche Beeinträchtigung
* Sachaufmerksamkeit	* Öffentliche Selbstaufmerksamkeit

Zur Erläuterung:
Der Begriff "Selbstwirksamkeit" (self-efficacy) bezeichnet eine selbstbezogene Kognition: Die Überzeugung einer Person, sich so verhalten zu können, daß eine angestrebte, erfolgreiche Situationsbewältigung stattfindet (vgl. BANDURA 1977b).

5.4.2. Schulangst als spezifische Variante

Schulangst als eine spezifische Variante der Leistungsangst enthält einen Leistungs- und einen Sozialaspekt (SCHWARZER 1975; 1987, 94).

> **"Schulangst ist die Besorgtheit und Aufgeregtheit angesichts schulischer Anforderungen, die als selbstwertbedrohlich eingeschätzt werden. Schulische Anforderungen sind Leistungen, die in einem bestimmten sozialen Kontext zu erbringen sind." (SCHWARZER 1987, 100).**

LISSMANN (1976) setzt sich mit dem *Leistungsaspekt* von Schulangst auseinander. Seine Untersuchungsergebnisse sagen aus, daß eine generelle angstbedingte Leistungshemmung durch Schulangst nicht vorliegt: Schulleistung wird nicht durch Schulangst allein, sondern durch deren Zusammenwirken mit Faktoren wie Geschlecht, Intelligenz und sozialer

Schicht beeinflußt. LISSMANN (1976, 251) faßt diesbezüglich die Ergebnisse seiner empirischen Untersuchung wie folgt zusammen:

[a] **"Mädchen berichten mehr Angst als Jungen."**

[b] **"Kinder der sozialen Unterschicht im Vergleich zu Mittelschichtkindern erhalten höhere Angstwerte."**

[c] **"Kinder mit unterdurchschnittlicher Intelligenz sind ängstlicher als Kinder mit überdurchschnittlicher Intelligenz."**

LÖSER mißt dem *sozialen Kontext* eine große Bedeutung bei; Schulangst darf "weder auf Prüfungsangst noch auf Leistungsangst verengt werden, sondern <sie> bedeutet im allgemeinen eine umfassendere Erfahrung, bei der soziale Bedrohungen im Mittelpunkt stehen" (LÖSER 1988, 203). Schule als ein soziales Feld setzt Kinder einem Vergleich mit ihren Klassenkameraden aus und kann von daher als bedrohlich erlebt werden, wenn der Selbstwert negativ eingeschätzt wird, d.h. der/die Schüler/in sich gegenüber seinen Mitschülern/innen als minderwertig empfindet. Weil Menschen ganz allgemein angstvollen Erlebnissen aber nicht immer ausweichen können, sondern lernen müssen, sie zu bewältigen, ist es "zweifellos illusorisch, eine völlig angstfreie Schule realisieren zu wollen" (JACOBS & STRITTMATTER 1979, 20). Dies bedeutet aber nicht, daß nicht Wege zu einer Verbesserung des Lernklimas und der sozialen Bedingungen gesucht und begangen werden sollten. Schwierig gestaltet sich die Verbesserung des Schulalltags allenfalls, weil die Bedingungen von Schulangst vielfältig sind. Neben allgemeinen Entwicklungs- und Sozialisationsbedingungen (vgl. hierzu auch Kap. 3.1.) gelten im wesentlichen folgende Variablen als relevant für Schulangst:

[a] Lehrerverhalten und Lehrerpersönlichkeit,
[b] Inhalt und Vermittlung des Lehrstoffes,
[c] Schulleistungen und Zensierung,
[d] Gestaltung von Prüfungssituationen,
[e] Verhältnis der Schüler untereinander und
[f] Verhalten und Einstellung der Eltern
(ROST & HAFERKAMP 1979, 8f.).

Zu [a]: Lehrerverhalten und Lehrerpersönlichkeit

Das Lehrerverhalten trägt neben der Persönlichkeit des Lehrers [Unsicherheit, Angst und Psychoneurotizismus (ROST & HAFERKAMP 1979, 8)] in besonderem Maße zu einem gesunden oder gestörten Klassenklima bei. Seine Reaktionen auf Leistungsversagen oder Fehlverhalten in der Schule [autoritäres und extrem dirigistisches Verhalten, Liebesentzug, Tadel, Spott, Herabsetzen, gezielte Demütigungen, Nichtbeachten, körperliches

Bestrafen, Strafarbeiten, Ausschließen von belohnenden Aktivitäten (ROST & HAFERKAMP 1979, 8)] können Schulangst prägen oder verstärken. Hierzu sei auch auf die Untersuchung von SUPERSAXO et al. (1987) unter Abschnitt (5.4.1.2.) dieser Arbeit hingewiesen.

SCHELL (1972) konnte anhand einer Untersuchung an elf Schulklassen nachweisen, daß das durchschnittliche Angstniveau in verschiedenen Schulklassen differiert und nennt als mögliche Bedingung dafür den unterschiedlichen Erziehungsstil und die Lehrmethode des jeweiligen Lehrers.

Zu [b]: Inhalt und Vermittlung des Lehrstoffes

Als ein spezifischer Unterrichtsinhalt, der für Schulangst relevant ist, wird in den letzten Jahren - auch mädchenspezifisch - der Mathematikunterricht diskutiert und erforscht (vgl. RICHARDSON & WOOLFOLK 1980). Nach RICHARDSON & WOOLFOLK (1980, 280) gibt es keine geschlechtsspezifischen Unterschiede im Grad der Mathematikangst. SCHWARZER (1987, 110f.) kommt anhand von Untersuchungen mit Hauptschülern zu dem Ergebnis, daß Mädchen im Fach Mathematik zu einer größeren *Leistungs*ängstlichkeit neigen als Jungen, diese aber wesentlich auch auf geschlechtsspezifische Unterschiede in der Leistung zurückzuführen sind. Motivationale und Sozialisations-Bedingungen mögen hier als Faktoren Geltung finden.

Die Struktur des Unterrichts spielt eine bedeutende Rolle für das Verständnis von Unterrichtsinhalten und wirkt sich auch auf Angst im Unterricht aus.

Im Zusammenhang mit Schulangst und Lehrstoffvermittlung wird insbesondere die Wechselwirkung zwischen Unterrichtsmethoden und Schülerpersönlichkeit (ATI = "aptitude-treatment interactions"; Fähigkeits-Behandlungs-Interaktion) erforscht (vgl. SCHWARZER & STEINHAGEN 1975; CRONBACH & SNOW 1977; TREIBER 1981). Ihr Ziel ist es, Lehrmethoden zu entwickeln und zu bestimmen, die jeweils ängstlichen und nicht-ängstlichen Schülern optimale Leistungsergebnisse ermöglichen.

Zu [c]: Schulleistungen und Zensierung

Da Leistungsbeurteilungen der Selbstkontrolle eines Lernenden dienen, sind sie für seinen Lernprozeß sinnvoll. Sie können aber auch das Lernen behindern, wenn durch sie beim Schüler Schulangst entsteht. Schulleistungen und ihre Rückmeldung durch Zeugnisnoten als "öffentliche Dokumente der Selbsteinschätzung" (SCHWARZER 1987, 101) können nicht nur bei objektiver Minderleistung, sondern auch (oder gerade) durch die *subjektive* Einschätzung und Bewertung des schulischen Versagens Auslöser von Schulangst sein, wenn derartige negative Erfahrungen nicht verarbeitet werden.

Zu [d]: Gestaltung von Prüfungssituationen

Prüfungssituationen rufen u.a. dann Schulangst hervor, wenn beim Schüler Ungewißheit über die an ihn gestellten Anforderungen und deren Berwertungsmaßstäbe herrscht (ROST & HAFERKAMP 1979, 9). Abhilfe können hier kleinere "Prüfungssituationen auf Probe" schaffen: Für einen Schüler, der z.B. durch Referate bereits vorab mündliche Leistungsanforderungen und deren Überprüfbarkeit - ohne negative Konsequenzen(!) - kennenlernt und daher an sie gewöhnt ist, verlieren Prüfungen an Bedrohung. Ein/e Schüler/in kann in solchen Situationen auf bevorstehende Prüfungen gerichtete Ängste allmählich (zumindest teilweise) abbauen, indem er/sie sich direkt in das Konfliktfeld begibt.

Eine freundliche Atmosphäre während einer Prüfung kann Spannungen lösen. Zu Beginn einer Prüfung oder Klassenarbeit sollten "Eisbrecher" (ROST & HAFERKAMP 1979, 21) eingesetzt, also leichte Anforderungen gestellt werden, um den anfänglichen Bann zu brechen.

Zu [e]: Verhältnis der Schüler untereinander

Als Bedingungsvariablen von Schulangst nennen ROST & HAFERKAMP (1979, 9) beim Verhältnis der Schüler untereinander: "Rivalität, Konkurrenz statt Kooperation, Hänseln, Entziehen der Anerkennung, Ausstoßen, Bloßstellen und Spott, Unterjochen, Mißhandeln usw.".

Zu [f]: Verhalten und Einstellung der Eltern

Eltern, die die Liebe zu ihrem Kind mit seinen Schulleistungen verbinden oder davon abhängig machen und überhöhte Leistungsanforderungen stellen, die seinen Fähigkeiten und Interessen entgegenstehen, können eine Bedingung für die Bildung von Schulangst bei dem Kind sein.

5.4.3. Zusammenhang zwischen Angst und Leistung

Das Thema "Angst und Leistung" ist in der psychologischen Fachliteratur vielfach behandelt worden. Als Standardwerke können u.a. die Referate von GÄRTNER-HARNACH (1972), SCHELL (1972), SCHWARZER (1975), LISSMANN (1976), JACOBS & STRITTMATTER (1979), KROHNE (Hrsg.) (1985) gelten. Prüfungsangst statistisch gesehen ist eine Variable, die schulische Leistungen vorhersagen kann; Prüfungsangst ist demgemäß ein *Prädiktor* von Schulleistung (vgl. SCHWARZER 1979; JERUSALEM 1985; auch MEECE, WIGFIELD & ECCLES 1990).

Bereits YERKES & DODSON (1908) setzten sich mit Leistungsbeeinträchtigung durch Angst auseinander. Nach ihrer Theorie bezeichnet Angst eine spezifische Erregung (Aktivierung), die auf Leistung bezogen bei mittlerer Größe optimal ist. Ein niedriges oder hohes Aktivierungsniveau führt zu einer Leistungsbeeinträchtigung, z.B. beim Problemlösen (vgl. Kap. 1.4.1.). Hierauf bauten SPENCE & TAYLOR (1951), nach deren Trieb-Habit-Theorie Angst als eine motivationale Komponente gilt, ihre Untersuchungen bezüglich der Wirkung von Angst auf Leistung auf. Demnach hat Angst eine leistungssteigernde Wirkung, wenn einfache Aufgaben gelöst werden sollen und beeinträchtigt Leistung, wenn es sich um schwierige Aufgaben handelt. Darüberhinaus bezogen sie den Faktor "Ängstlichkeit" in ihre Untersuchungen ein: Im Vergleich lösen Hochängstliche einfache Aufgaben besser und schwierige schlechter, während Niedrigängstliche schwierige Aufgaben besser lösen, einfache Aufgaben dagegen schlechter (vgl. Kap. 2.2.2.). Wenn Hochängstliche sich besser auf eine Prüfung vorbereiten als Niedrigängstliche, haben sie also die Chance, an die Leistung der Niedrigängstlichen heranzureichen. Dadurch kann jedoch nicht erklärt werden, warum gut vorbereitete Prüfungskandidaten in Prüfungen möglicherweise das Gelernte nicht reproduzieren können.

Das behavioristische Verständnis des Zusammenhangs von Angst und Leistung wurde erweitert durch die Einbeziehung kognitionstheoretischer Fragestellungen. Anstelle prüfungsrelevanter Kognitionen werden in Prüfungssituationen von den Prüfungskandidaten vermehrt aufgaben-irrelevante Kognitionen aktiviert (MANDLER & SARASON 1952; SPENCE & SPENCE 1966; WINE 1971; HECKHAUSEN 1981). Im Sinne der Betrachtung von Leistungsanforderungen als selbstwertbedrohlich werden Prüfungsleistungen durch *Selbstaufmerksamkeit* mit den beiden Komponenten Aufgeregtheit ("emotionality"), als die subjektive Wahrnehmung autonomer Erregung, und Besorgtheit ("worry"), als die Wahrnehmung selbstbezogener Gedanken und Zweifel an der eigenen Kompetenz, beeinträchtigt (LIEBERT & MORRIS 1967; vgl. auch die vorausgehenden Abschnitte des Unterkapitels 5.4.).

SEIPP & SCHWARZER (1991) haben aufgrund von Inkonsistenzen, geringer Allgemeingültigkeit und bestehender Widersprüchlichkeiten von Untersuchungsergebnissen bezüglich der Faktoren, die die Korrelation von Angst und Leistung moderieren, eine statistische Meta-Analyse gerechnet. Diese Analyse hat entsprechend die Absicht, eine Vielzahl von Untersuchungsresultaten statistisch zu integrieren und *Moderatorvariablen* zu bestimmen.

Eine Moderatorvariable ist eine Variable, "welche einen Einfluß auf die Höhe der Beziehung zwischen zwei oder mehreren anderen Variablen ausübt" (DORSCH 1987, 423). Sie erhöht "die Treffsicherheit der Vorhersage eines individuellen Verhaltens in einer spezifischen Situation" (HERRMANN et al. 1977, 353). Eine Moderatorvariable stellt also eine zusätzliche Variable dar, mit deren Hilfe eine präzisere Prognose möglich ist. So könnte z.B. die Prognose der Angstwirkung auf eine Prüfungsleistung durch die zusätzliche Variable "Besorgtheit" (worry) verbessert werden.

Die Meta-Analysen von SEIPP & SCHWARZER (1991) ergaben, daß die Faktoren Geschlecht, kultureller Hintergrund und zeitliche Stabilität von Angst (d.h. ob Angst als Eigenschaft oder als Zustand erfaßt wird) die Korrelation von Angst und Leistung *nicht* moderieren.

Als Moderatoren des Zusammenhangs zwischen Angst und Leistung wurden durch Meta-Analysen von SEIPP & SCHWARZER (1991) nachfolgende Faktoren ermittelt:

[a] die Angstkomponenten Besorgtheit und Aufgeregtheit,
[b] die Situationsspezifität,
[c] der Zeitpunkt der Angstmessung.

Zu [a]: Besorgtheit und Aufgeregtheit
Besorgtheit wirkt stärker auf das Verhältnis von Angst und Leistung ein als Aufgeregtheit. Außerdem ergibt die Untersuchung für die Angstkomponente Besorgtheit im Gegensatz zu Aufgeregtheit, daß Besorgtheit innerhalb ihres Zusammenhangs mit Leistung von zusätzlichen Variablen beeinflußt werden kann, die die Wirkung der Besorgtheit auf Leistung ansteigen lassen oder nahezu eliminieren. SEIPP & SCHWARZER (1991, 92) schließen aus der Meta-Analyse für Aufgeregtheit und Besorgtheit, "daß 'Angst' und 'Besorgtheit' als äquivalent bezeichnet werden können, wenn es um die Vorhersage von Leistung aus Angst bzw. umgekehrt geht."

Zu [b]: Situationsspezifität
Eine Vorhersage der Wirkung von Angst auf Leistung ist um so besser möglich, je situationsspezifischer ein Angst-Meßinstrument ausgerichtet ist: Leistungsangst hat eine stärker negative Beziehung zu Leistung als 'Allgemeine Angst'.

Zu [c]: Zeitpunkt der Angstmessung
Wird Angst *nach* einer Leistungssituation erhoben, ergibt sich für die Beziehung Angst/Leistung eine treffendere Aussage als würde sie *vor* der Leistungssituation erfaßt. SEIPP & SCHWARZER schließen aus diesem, ihren Erwartungen widersprechenden Ergebnis, daß weniger die Angst an sich die Leistung beeinträchtigt, "sondern daß auch das tatsächliche oder erwartete Leistungs*ergebnis* für das Ausmaß an Angst entscheidend ist, das im Anschluß an eine Leistung erlebt wird" (SEIPP & SCHWARZER 1991, 94; Hervorhebung durch die Autorin). Mit LAUX & GLANZMANN (1987) sehen die Wissenschaftlerinnen eine weitere mögliche Erklärung darin, daß das schlechte

Abschneiden in einer Leistungssituation von Prüfungskandidaten im nachhinein damit entschuldigt wird, in der Situation Angst gehabt zu haben.

Mit dieser Meta-Analyse ist es SEIPP & SCHWARZER (1991) gelungen, das Angstkonstrukt zu differenzieren. Wie sie selbst fordern, sollte zukünftige Forschungsarbeit sich der Differenzierung des Begriffs "Leistung" widmen, um die Beziehung zwischen den ermittelten Angstkomponenten und der Art der Leistung zu bestimmen.

Die dargestellten Annahmen zur Wirkung von Angst auf (Schul-)leistung beinhalten eine unidirektionale Kausalität (PEKRUN 1991), d.h. eine ursächliche Beziehung zwischen Angst und Leistung wird nur in eine Richtung gesehen: Angst beeinflußt Schulleistung. Eine Längsschnittanalyse von PEKRUN (1991) an Schülern der Klassenstufe 5 bis 8 erhärtet allerdings die Annahme, daß auch eine umgekehrte Wirkung auftritt, dergestalt, daß die Rückmeldung (bei z.B. Mißerfolg), die eine Person über ihre Leistungen erhält, Prüfungsangst verursacht. Nach dem Erwartungs-Wert-Modell der Angstgenese (PEKRUN 1984; 1985) wird angenommen, Prüfungsangst entstehe wesentlich über die Erwartung eines Mißerfolgs und über die subjektive Bedeutsamkeit, die das Individuum dem Prüfungsergebnis und /oder dessen Konsequenzen beimißt.

5.5. Angst bei Kindern

Bei SCHWARZERs Taxonomie der Angstarten handelt es sich um eine Systematisierung allgemeiner Art. Mit Angstformen bei Kindern befaßt sich AUCHTER (1990) in einer Untersuchung an 458 Kindern im Alter von drei bis 18 Jahren. Allerdings handelt es sich um Kinder und Jugendliche, die Angst als eine Verhaltensauffälligkeit zeigten und daher ambulant in der Kinder- und Jugendpsychiatrie vorgestellt wurden. Ob sich die Untersuchungsergebnisse auf Kinder in der Gesamtbevölkerung übertragen lassen, wurde nicht ermittelt. Anzunehmen ist aber, daß sich beide Gruppen in der Systematik der Angstarten nicht wesentlich unterscheiden.

Als Formen kindlicher Angst werden genannt:

[a] Nachtangst
[b] Trennungsangst
[c] Verlustangst
[d] Angst vor dem Alleinsein
[e] Versagensangst
[f] Angst vor Krankheiten
[g] Angst vor Ärzten und ärztlichen Untersuchungen

[h] Angst, sterben zu müssen
[i] Zukunftsangst
[k] Angst in Verbindung mit körperlichen Symptomen
[l] Angst vor dem Vater
[m] Angst vor sonstigen Personen
[n] Verfolgungsangst
[o] Schulangst

AUCHTER (1990, 85, Tab. 4) kommt zu dem Ergebnis, daß die Auftretenshäufigkeit der Angstarten bei den Kindern und Jugendlichen ihrer Stichprobe altersspezifisch differiert: Während die jüngeren Kinder eher an Nachtangst, Trennungsangst und Verlustangst leiden, dominieren bei den Jugendlichen eher Zukunftsangst, Angst in Verbindung mit körperlichen Symptomen, Versagensangst, Angst vor Krankheiten und Angst, sterben zu müssen.

Kritische Anmerkung:
SCHWARZERs Theorie der Angst ist kognitiv ausgerichtet: Das Verhalten eines Menschen wird bestimmt durch seine auf sich selbst gerichteten Kognitionen. Mit der Übernahme des Konzepts Selbstaufmerksamkeit in seine Theorie leuchtet SCHWARZER die persönlichkeitsspezifische Komponente von Angstreaktionen weiter aus. Die Taxonomie der Angstarten ist dabei noch eher interpretativ konzipiert - was kein Nachteil ist, sondern was (endlich) als Versuch einer Zusammenschau unter Berücksichtigung des Sinns oder der Bedeutung von Angstkonzepten bei gleichzeitig strenger Kontrolle entlang der empirischen Befunde gewertet werden sollte. Eine statistische Beweisführung der Taxonomie über z.B. Faktoren- oder Clusteranalysen steht hier allerdings noch aus. Die Einschränkung bezieht sich natürlich nicht auf die Befunde der statistischen Meta-Analysen und auf seinen Versuch, sich immer wieder an den empirischen Einzelbefunden zu orientieren. Insgesamt handelt es sich um den positiv zu bewertenden Versuch einer Integration der zahlreichen und weit verstreut vorliegenden empirischen Befunde in eine umfassende Gesamttheorie.

Zusammenfassung

SCHWARZER hat eine Taxonomie der Angstarten vorgenommen nach Existenzangst, sozialer Angst und Leistungsangst, die er jeweils weiter differenziert. Seinem kognitiven Ansatz zugrunde liegt das Konzept Selbstaufmerksamkeit mit den Kognitionsinhalten Aufgeregtheit (emotionality) als die subjektive Wahrnehmung autonomer Erregung und Besorgtheit (worry) als die Wahrnehmung selbstbezogener Gedanken über eigene Handlungen und Fähigkeiten und über die persönliche Erfolgswahrscheinlichkeit in Situationen wie z.B. Prüfungen, in denen das Selbst bedroht wird.

(1.)
Existenzangst bezieht sich auf Situationen, in denen die körperliche Unversehrtheit bedroht wird.

(2.)
Soziale Angst kann in zwischenmenschlichen Beziehungen erlebt werden, wenn die subjektive Einschätzung sozialer Inkompetenz eine Selbstwertbedrohung darstellt. Sie ist eng verbunden mit öffentlicher Selbstaufmerksamkeit, also Kognitionen darüber, welchen Eindruck man auf sein soziales Umfeld macht. Soziale Angst kann sowohl Zustand als auch Wesenszug sein.

Soziale Ängstlichkeit ist ein erworbenes Persönlichkeitsmerkmal, das differenziert wird in Verlegenheit, Schüchternheit und Publikumsangst, die durch soziale Hervorgehobenheit ausgelöst werden und Scham, die aus unmoralischem Verhalten und der Nichterfüllung sozialer Erwartungen resultiert.

(3.)
Leistungsangst ist meist mit sozialer Angst verknüpft. Leistungsängstliche neigen zu aufgabenirrelevanten Kognitionen (Aufgeregtheit und Besorgtheit), richten also ihre Aufmerksamkeit auf sich selbst anstatt auf die Lösung des Problems. Gleichzeitig zeigen Hochängstliche in Leistungssituationen selbstzweifelverstärkende Attributionen, d.h. ihre subjektive Ursachenzuschreibung ist bei Mißerfolg internal-stabil (persönliche Unfähigkeit), bei Erfolg eher external (einfache Aufgaben, Glück). Sie reagieren daher selbst nach Erfolg mit Besorgtheit, weil sie die Vergänglichkeit des Erfolgs fürchten - werden allerdings aus demselben Grund durch Erfolg auch motiviert.

Schulangst als nach SCHWARZERs Systematik spezifische Leistungsangstvariante wird laut ROST & HAFERKAMP beeinflußt durch Lehrerverhalten und Lehrerpersönlichkeit, Inhalt und Vermittlung des Lehrstoffes, Schulleistungen und Zensierung, Gestaltung von Prüfungssituationen, das Verhältnis der Schüler untereinander sowie das Verhalten und die Einstellung der Eltern.

Prüfungsangst als Unterkategorie der Leistungsangst gilt als Prädiktor, d.h. Vorhersagevariable von Schulleistung. Meta-Analysen von SEIPP & SCHWARZER ergaben für den Zusammenhang zwischen Angst und Leistung eine moderierende Wirkung von Aufgeregtheit, stärker jedoch von Besorgtheit.

KAPITEL 6: Umgang mit Angst

Angst impliziert unterschiedliche Formen der Auseinandersetzung, des Umgangs mit eben dieser Angst und ihren Auswirkungen. Bevor der Umgang mit Angst vor dem Hintergrund verschiedener Theorien dargestellt wird, sei ein Exkurs auf einige Konsequenzen gegeben, die Angst mit sich führt und nach sich zieht.

6.1. Konsequenzen der Angst

Angst wirkt sich sowohl unmittelbar in einer als bedrohlich bewerteten Situation als auch langfristig aus. Entsprechend werden daher *proximale* und *distale Konsequenzen* der Angst unterschieden (vgl. KROHNE 1975, 43ff.).

6.1.1. Proximale Konsequenzen

Als proximale Auswirkungen der Angst sind die bereits an verschiedenen Stellen erwähnten Zusammenhänge von Angst und Leistung (Veränderung von Lern- und Problemlöseleistung) zu nennen. Eine weitere Konsequenz betrifft das Sozialverhalten: Angst wirkt sich unmittelbar auf Selbstbild und Selbsteinschätzung aus sowie darauf, wie die Einschätzung durch andere Personen wahrgenommen wird. In sozialen Streßsituationen *entsteht* also nicht nur Angst, sie kann sich in ihren proximalen Konsequenzen auch wieder auf interpersonelle Beziehungen *auswirken,* beispielsweise durch die nachfolgend beschriebene *Affiliationstendenz,* d.h. die Neigung, sich einer Gruppe anzuschließen.

6.1.1.1. Affiliationstendenz

Ängstliche Menschen neigen, was ihr Gruppenverhalten anbetrifft, zu erhöhter Affiliation (Anschlußbestreben) oder zu sozialer Isolation, auch "negative Affiliation" genannt.

Welche der beiden Verhaltensweisen auftritt, wird von verschiedenen Angstforschern unterschiedlich beurteilt.

Bereits SCHACHTER (1959) setzte sich in seinem Werk "The psychology of affiliation" mit diesem Sachverhalt auseinander. Er erkannte in der Angliederung an "Leidensgenossen" in Streßsituationen eine entlastende Wirkung. Im emotionalen Vergleich mit anderen klärt ein Individuum, ob die eigene gefühlsbedingte Erregung der momentanen Bedrohungssituation angemessen ist. Daran angelehnt fertigten ALBAS & ALBAS (1984) eine Studie an: Anhand teilnehmender Beobachtung von Studenten, die sich unmittelbar vor einer schriftlichen Prüfung befanden, ermittelten sie, daß Angst in spezifischen ich-bedrohlichen Situationen Affiliationsverhalten bewirkt.

SARNOFF & ZIMBARDO (1961) vertreten die Auffassung, daß Furcht zu Affiliation führt, Angst dagegen Isolation als Konsequenz nach sich zieht. Ausgehend von der letzten Hypothese untersuchte TEICHMAN (1987), ob eine spezifische Ich-Bedrohung, nämlich wenn das Selbstwertgefühl einer Person bedroht ist, bei Hochängstlichen zu sozialer Isolation führt. TEICHMAN konfrontierte Studenten, die sich um Aufnahme an einer Schule bemühten, mit einem darüber entscheidenden Gespräch, um sie einer spezifischen Ich-Bedrohung auszusetzen. Dabei hatten die Bewerber die Wahl zwischen einem Gespräch gemeinsam mit anderen Studenten oder einem Einzelgespräch, was als Kriterium für positive bzw. negative Affiliationstendenz galt. Signifikant mehr Testpersonen entschieden sich für das Einzelinterview. TEICHMAN wertet dies als Hinweis darauf, daß Angst, verursacht aus einer spezifischen Ich-Bedrohung, zu sozialer Isolation führt.

Die Theorie von ROFÉ (ROFÉ 1984; ROFÉ & LEWIN 1988) ermöglicht eine Integration der gegensätzlichen Befunde (ALBAS 1990): Sowohl Angst als auch Furcht sind Aspekte von Streß, und die der Affiliation oder Isolation zugrunde liegende Intention ist das Bestreben, diesen Streß auf ein Mindestmaß zu reduzieren. Welcher von beiden Verhaltensweisen eine Person sich dann in einer aktuellen Situation bedient, ist abhängig von intervenierenden Variablen, also Größen, die zwischen auslösende Bedingung und beobachtbares Verhalten geschaltet sind. Angegeben werden hier

[a] die Art der Bedrohung, nämlich ob sie physisch oder selbstwert-relevant ist,
[b] die beteiligten Personen und
[c] dispositionelle Angst als Persönlichkeitsvariable.

6.1.2. Distale Konsequenzen

Angstauswirkungen, die relativ langfristig wirksam sind, werden distale Konsequenzen genannt.

> **"Distale Konsequenzen der Angstauslösung können sich in Form einer *Chronifizierung* proximaler Folgen der Angstemotion oder als vergleichsweise dauerhafte und personspezifische Maßnahmen zur Abwehr künftiger Angstauslösungen (*Angstkontroll-* oder *Angstabwehrmechanismen)* manifestieren."**
> **(KROHNE 1975, 50).**

In diesem Sinne gilt auch *»Angst als Persönlichkeitsmerkmal bzw. Ängstlichkeit«* als eine distale Konsequenz von Angst. *Änstlichkeit (A-Trait)* kommt damit in zweierlei Hinsicht vor, d.h. sie kann

[a] proximaler Auslöser einer Angstemotion sein, wie auch
[b] deren distale Konsequenz (KROHNE 1975, 52).

In diesem Hinblick könnte man auch von den zwei Grundaspekten (vielleicht auch Dimensionen) des Persönlichkeitsmerkmals *Ängstlichkeit* - Auslöser und Konsequenz - sprechen.

6.2. Auseinandersetzung mit Angst

Der Umgang mit Angst umfaßt - bezogen auf das individuelle Wohlbefinden - einen weiten Bereich von wirksamen und nicht-wirksamen Strategien der Auseinandersetzung mit Angst. Angst kann durch Verarbeitung bewältigt werden, es kann aber auch mit Verhaltensweisen reagiert werden, die die Angst nicht verarbeiten, sondern emotionale Störungen bis hin zu Depressionen hervorrufen. Angstumgang läßt sich also grob erst einmal in zwei Richtungen der Reaktionsweisen auf Angst aufteilen und zwar

[a] in die direkten Handlungen wie Flucht oder Angriff, sowie
[b] in die intrapsychischen Prozesse (gedankliche Verarbeitungsversuche).

Diese beiden Richtungen der Reaktionen auf Angst fließen in folgende Unterscheidung von Arten im Umgang mit Angst ein:

[a] die Abwehrmechanismen der psychoanalytischen Theorie,
[b] die Hilflosigkeitstheorie von SELIGMAN und
[c] das Coping-Konzept kognitionstheoretischer Angstansätze.

6.2.1. Abwehrmechanismen der psychoanalytischen Theorie

Der Umgang mit Angst nach der psychoanalytischen Theorie FREUDs dient der Unlustvermeidung und intrapsychischen Konfliktreduktion. Real-Angst als Konflikt zwischen Ich und Realität hingegen kann meist durch situationsadäquate Reaktionen beseitigt werden. Die Abwehrmechanismen des Ich sind dem gegenüber als *unbewußte Strategien* zu sehen, die *unzureichende Angstbewältigungsmaßnahmen* darstellen.

Ziel der Abwehrmechanismen ist es, das Ich vor Triebansprüchen zu schützen; sie sollen das seelische Gleichgewicht aufrechterhalten. Zu diesem Zweck wird Realität *unbewußt* manipuliert. Abwehrmechanismen bewältigen Angst nicht im eigentlichen Sinne, sie sind Fehlanpassungen. Trotzdem gehört ein gewisses Maß an Abwehrreaktionen zur gesunden Funktion und Entwicklung eines Menschen. Der Unterschied zwischen "normalem" und pathologischem Verhalten ist graduell. FREUD (1926, 196) bestimmt, daß der Begriff Abwehr "die allgemeine Bezeichnung für alle die Techniken sein soll, deren sich das Ich in seinen eventuell zur Neurose führenden Konflikten bedient".

Anna FREUD systematisierte in ihrer Schrift "Das Ich und die Abwehrmechanismen" (1982; erstmals erschienen 1936) die Theorie der Abwehrmechanismen, von denen folgende zehn kurz dargestellt seien:

- [a] **Verdrängung,**
- [b] **Regression,**
- [c] **Reaktionsbildung,**
- [d] **Isolierung,**
- [e] **Ungeschehenmachen,**
- [f] **Projektion,**
- [g] **Introjektion,**
- [h] **Wendung gegen die eigene Person,**
- [i] **Verkehrung ins Gegenteil und**
- [k] **Sublimierung.**

Zur besseren Unterscheidung der verschiedenen Abwehrmechanismen untereinander beziehen sich die gegebenen Beispiele hauptsächlich auf Geschwisterrivalität. Ein eifersüchtiges Kind hat nach der psychoanalytischen Theorie den unbewußten Wunsch, sein Geschwister zu beseitigen. Abwehrmechanismen sind eine Reaktion auf solche angsterregenden Triebimpulse.

Zu [a]: Verdrängung

Verdrängung wurde von FREUD bis (1926) von Abwehr unterschieden. Seither gilt sie als ein bedeutender Spezialfall der Abwehr. Verdrängung ist ein aktiver Vorgang, bei dem für das Ich nicht annehmbare Es-Impulse ins Unbewußte zurückgedrängt werden.

Zu [b]: Regression

Die **Regression** ist ein Rückzug in ein früheres Entwicklungsstadium mit unreiferen Verhaltensmustern als unbewußter Versuch, gegenwärtiger Angst zu entgehen. Hierzu gehört z.B. erneutes Einnässen eines Kindes, als Reaktion auf den vermeintlichen Liebesverlust der Eltern bei der Geburt eines Geschwisterkindes.

Zu [c]: Reaktionsbildung

Reaktionsbildung ist die Umkehrung von Gefühlen in ihr Gegenteil. Aus Angst, unannehmbaren Impulsen wie z.B. Haß nachzugeben, kann ein Kind auf ein Geschwister mit übertriebener liebevoller Zuwendung reagieren.

Zu [d]: Isolierung

Isolierung meint das Abtrennen eines Unlust bereitenden Gedankens oder Erinnerungsstückes von den vorangegangenen und nachfolgenden Gedanken. Der isolierte Gedanke hat dann keine Verbindung mehr zum psychischen Geschehen der Person, was die Wahrscheinlichkeit, daß er wieder ins Bewußtsein gerät, gering hält.

Zu [e]: Ungeschehenmachen

Ungeschehenmachen ist ein Mechanismus, der die Wirkung eines für das Ich gefährlichen Es-Impulses rückgängig machen will. Solche Es-Impulse aufgrund geheimer sexueller oder feindseliger Wünsche sind Gedanken oder Handlungen, durch die vermeintlich oder tatsächlich anderen Schaden zugefügt wird.

Diesem Abwehrmechanismus liegt die unbewußte Vorstellung zugrunde, eine aggressive Geste gegenüber einer anderen Person durch eine darauffolgende entgegengesetzte Handlung aufheben zu können. Ein Kind, das den Bauklotzturm seines Geschwisters absichtlich zerstört, versucht z.B. unmittelbar danach durch Küssen, Streicheln oder Umarmen, sein vorheriges Verhalten ungeschehen zu machen.

Zu [f]: Projektion

Projektion ist die Zuschreibung eigener unbewußter Wünsche, Gefühle, Gedanken oder Merkmale an andere Personen oder Objekte. An sich selbst nicht akzeptierte und angsterregende Wünsche und Gedanken können so bei der anderen Person bekämpft werden. Jemand, der z.B. eigene aggressive Impulse nicht annehmen kann, empfindet nach dieser Vorstellung andere Menschen als aggressiv. Er projiziert auf sie seine eigenen Aggressionen. Ein solcher Vorgang kann sich beispielsweise in dem Satz ausdrücken: "Ich ärgere doch gar nicht, mein(e) Schwester/Bruder ärgert immer!"

Zu [g]:Introjektion

Introjektion bezeichnet die Einverleibung fremden Gedankenguts. Sie wird meistens synonym zu dem Begriff "Identifizierung" oder "Identifikation" verwendet. Dieser Abwehrmechanismus ist auch ein wichtiger Faktor der Ich-Entwicklung. Introjektion bezeichnet die Neigung eines Menschen, im Denken und/oder Handeln wie ein Objekt (d.h. eine - meist libidinös besetzte - Person) seiner Umgebung zu werden.

Ein Kind kann sich zum Beispiel unbewußt mit seiner Mutter oder seinem Vater identifizieren und dabei die Vorstellung introjizieren, sein Geschwister immer lieben zu müssen.

Zu [h]: Wendung gegen die eigene Person

Wendung gegen die eigene Person oder **Wendung gegen das Selbst** ist ein Abwehrmechanismus, bei dem sich Triebimpulse gegen die eigene Person richten (Autoaggression).

Ein Beispiel für diese Abwehrform: Ein Kind kann unbewußt aggressive Wünsche gegen seine(n) Mutter/Vater hegen, weil es sich nach der Geburt eines weiteren Kindes abgeschoben fühlt. Aus Angst davor, weiter vernachlässigt zu werden, wenn es diesem Impuls nachgibt, kehrt es diesen Impuls um. Es wendet ihn gegen sich selbst, und schlägt oder beißt sich beispielsweise oder es zieht sich Haare aus.

Zu [i]: Verkehrung ins Gegenteil

Verkehrung ins Gegenteil (=Identifikation mit dem Aggressor) bedeutet, daß zur Verarbeitung unlustvoller oder traumatischer Erlebnisse der Kindheit Passivität in Aktivität gewandelt wird. Bei diesem Abwehrmechanismus versucht ein Kind, Angsterlebnisse unmittelbar zu verarbeiten, indem es Anteile des Angstobjekts introjiziert und diesen "Angreifer" imitiert, also seine Eigenschaften oder sein Verhalten übernimmt (vgl. A.FREUD 1982, 85ff.). Damit wandelt das Kind sich vom Bedrohten zum Bedroher (A.FREUD 1982, 88).

Ein Beispiel für diesen Abwehrmechanismus kann das Verhalten eines Kindes sein, das von Mutter/Vater geschlagen wird, sich mit diesem Elternteil identifiziert, und nun selbst seine(n) Schwester/Bruder schlägt.

Zu [k]: Sublimierung

Sublimierung nimmt insofern eine Sonderstellung unter den Abwehrmechanismen der Angst ein, als sie ursprüngliche Triebimpulse in sozial akzeptierte Aktivität kanalisiert. Nach FREUDs Theorie ist Kultur erst möglich durch Sublimierung. Es handelt sich bei Sublimierung um eine Ersatzhandlung, die unbewußte Triebimpulse befriedigt, und gleichzeitig gesellschaftlich anerkannt ist. Hierzu gehört der Wissensdurst der Latenzphase oder - als ein typisches Beispiel der psychoanalytischen Theorie - das Spielen mit Knetmasse oder "Matsch" als Ersatzbefriedigung für das Spielen mit Kot.

Nach der psychoanalytischen Theorie treten die meisten Angstabwehrstrategien verstärkt in der Kindheit auf, wenn das Ich noch schwach entwickelt ist; hauptsächlich in der ödipalen oder prä-ödipalen Phase.

Durch die geschilderten Abwehrmechanismen auf einen zwischen Ich und Es entstandenen Konflikt wird ein zufriedenstellendes Gleichgewicht hergestellt und aufrechterhalten. Wenn man nicht schon den Abwehrmechanismus selbst als *»neurotischen Umgang mit Angst«* bezeichnet, so kommt es zumindest dann zu (zusätzlichen ?) neurotischen Symptomen, wenn durch spätere Ereignisse der abgewehrte Triebimpuls vom Ich nicht mehr unter Kontrolle gehalten werden kann.

6.2.2. SELIGMANs Theorie der Erlernten Hilflosigkeit

Nach SELIGMANs kognitiv-lerntheoretischem Hilflosigkeitskonzept (1986, amerikanisches Original erschienen 1975; ABRAMSON, SELIGMAN & TEASDALE 1978) ist Hilflosigkeit eine erlernte Konsequenz aus einer ständig fortdauernden *subjektiven Unkontrollierbarkeit* angstauslösender Situationen.

Wenn das Verhältnis der Reaktionen eines Individuums zu den Konsequenzen seines Verhaltens unbeständig ist, lernt es, daß es diese Konsequenzen nicht beeinflussen kann, und entwickelt Angst. Bleibt die Unkontrollierbarkeit längere Zeit bestehen, dann gerät das Individuum in einen Zustand von Hilflosigkeit.

Um diesen Ansatz näher zu erläutern, sei zunächst SELIGMANs Unterscheidung zwischen Furcht und Angst zitiert:

> **"Als *Furcht* möchte ich den akuten Zustand bezeichnen, der auftritt, wenn ein Signal ein bedrohliches Ereignis - wie z.B. einen elektrischen Schlag - ankündigt. Unter *Angst* möchte ich chronische Furcht verstehen, die sich einstellt, wenn ein bedrohliches, Ereignis in der Luft liegt, aber unvorhersagbar ist."**
> **(SELIGMAN 1986, 107).**

6.2.2.1. Sicherheitssignal-Hypothese

Ein Mensch empfindet nach SELIGMANs Theorie dann Furcht, wenn ihn ein Warnsignal auf eine drohende Gefahr hinweist. Bleibt ein solcher Hinweis aus, dann braucht er sich nicht zu fürchten. Diese Annahme ist der Inhalt der *Sicherheitssignal-Hypothese* SELIGMANs (vgl. SELIGMAN 1986, 107f.). Sicherheitssignale bieten folglich einen Schutz vor Angst, wenn sie ausbleiben - vorausgesetzt, daß sie bei Gefahr zuverlässig gegeben werden. Ist das nicht der Fall, erfährt die Person, daß das Eintreten bedrohlicher Situationen *unvorhersagbar* ist und erlebt Angst als chronische Furcht.

6.2.2.2. Vorhersagbarkeit

Lerntheoretisch handelt es sich bei dem Konzept der Vorhersagbarkeit um eine Umsetzung der klassischen Konditionierung. Ein unkonditionierter Stimulus wird mit einem konditionierten Stimulus, dem Signalreiz, verknüpft. Ein Ereignis ist dann *unvorhersagbar*, wenn die Wahrscheinlichkeit, daß dieses Ereignis (der unkonditionierte Stimulus) auf den vorherigen Signalreiz stattfindet, genauso hoch ist wie die Wahrscheinlichkeit, daß das Ereignis ohne vorherigen Signalreiz eintritt. Sicherheitssignale sind dann nicht vorhanden, das Individuum erlebt Angst.

Auf ein Schulbeispiel angewandt bedeutet diese Theorie, daß die regelmäßige Ankündigung von Klassenarbeiten Angstfreiheit gewährt. Wenn solche Arbeiten ein bedrohliches Ereignis für Schüler darstellen, dann löst ihre Ankündigung zwar Furcht aus, bedeutet aber gleichzeitig, daß sie keine Angst zu haben brauchen in Zeiten, zu denen keine Klassenarbeit angekündigt ist. Das Eintreten der bedrohlichen Situation "Klassenarbeit" ist vorhersagbar. Werden Arbeiten aber einige Male angekündigt und andere Male wieder nicht, dann kann nicht vorhergesagt werden, wann sie geschrieben werden. Die Schüler fürchten aber, daß es jederzeit passieren könnte, sie haben ständig Angst. Die Unvorhersagbarkeit der Situation läßt Angst als chronische Furcht entstehen; Vorhersagbarkeit dagegen reduziert Angst.

6.2.2.3. Kontrollierbarkeit und Attribution

Hat eine Person zusätzlich keine Kontrolle über bedrohliche Ereignisse, kann sie also durch ihr Verhalten keine Änderung der Situation bewirken, dann kann sie aus der Angst nicht entkommen. Sie lernt, auf solche unkontrollierbaren aversiven Reize mit Hilflosigkeit zu reagieren, denn "ein Individuum oder ein Tier sind *hilflos* gegenüber einer Konsequenz, wenn diese unabhängig von allen ihren willentlichen Reaktionen eintrifft." (SELIGMAN 1986, 15).

Als kognitive Konsequenz der Hilflosigkeit werden Erwartungen gelernt: Menschen schätzen ihre Reaktionen als zwecklos ein, weil ihr Handeln keinen Einfluß auf die erwarteten Konsequenzen hat (vgl. SELIGMAN 1986, 47f.). Diesen Zusammenhang zwischen Handlung und Handlungsergebnis bauten ABRAMSON, SELIGMAN & TEASDALE (1978) durch die Hereinnahme der Attributionstheorie als kognitives Element des Hilflosigkeitskonzepts aus. Kontrollverlust bezieht sich demnach auf die *subjektive Verfügbarkeit* von Handlungsmöglichkeiten. Die Attribution der Unkontrollierbarkeit kann sein:

[a] internal vs. external,
[b] global vs. spezifisch,
[c] zeitlich stabil vs. variabel
(ABRAMSON, SELIGMAN & TEASDALE 1978).

Abbildung (14) veranschaulicht die Wirkung der Attribution auf Hilflosigkeit.

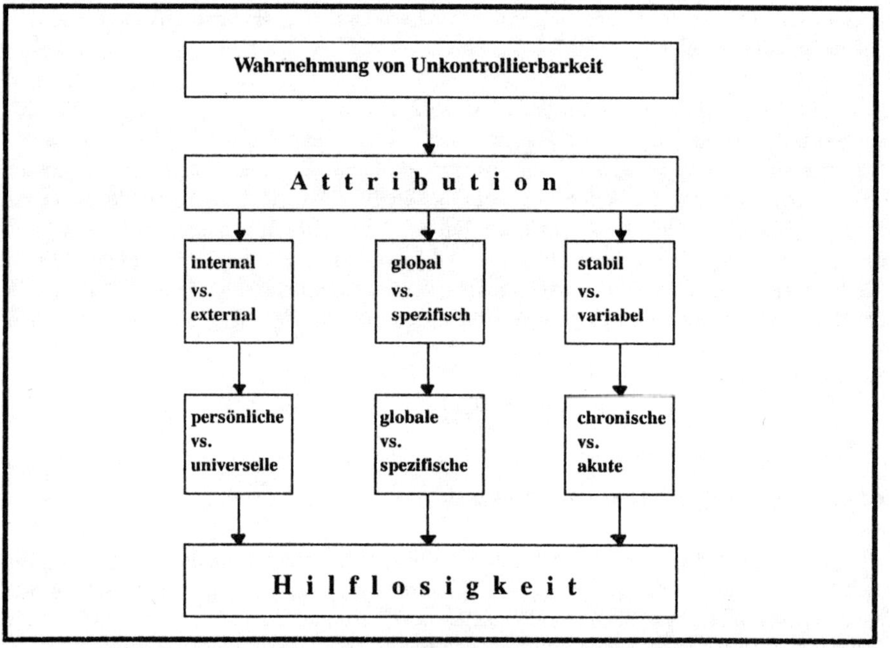

Abb. 14: Entstehungsprozeß von Hilflosigkeit in Abhängigkeit vom Attributionsstil, nach ABRAMSON, SELIGMAN & TEASDALE (1978) (aus SCHWARZER 1987, 154).

Persönliche Hilflosigkeit als internale Attribution verringert das Selbstwertgefühl, denn die Person schreibt die Ursache ihres Mißerfolgs sich selbst zu. ***Universelle Hilflosigkeit*** entspricht externaler Attribution. Mißerfolg wird zurückgeführt auf äußere, vom Individuum selbst oder anderen Personen nicht zu kontrollierende Bedingungen, wie Pech oder Zufall.

Globale Hilflosigkeit wird bewirkt durch globale Attribution, ***spezifische Hilflosigkeit*** beschränkt sich auf eine spezielle Lage und entsteht durch eine einzelne attribuierte Bedingung.

Chronische Hilflosigkeit wird durch zeitlich stabile Attributionen ausgelöst. Hat ein Mensch keine Kontrolle über eine Situation, schätzt diese aber als kurzfristig und veränderbar ein, gerät er in einen Zustand ***akuter Hilflosigkeit***, der jedoch nicht lange anhält.

Die Tabelle in Abbildung (15) gibt einen Überblick über die verschiedenen Attributionsmuster hilfloser Menschen.

	internal		**external**	
Dimension	**stabil**	**variabel**	**stabil**	**variabel**
global				
durchgefallener Student	**Fehlen der Intelligenz**	**Erschöpfung**	**das Testinstitut wählt unfaire Tests aus**	**heute ist Freitag, der 13.**
zurückgewiesene Frau	**ich bin für Männer unattraktiv**	**meine Konversation ist manchmal für Männer langweilig**	**Männer müssen mit intelligenten Frauen sofort konkurrieren**	**Männer haben manchmal zurückweisende Launen**
spezifisch				
durchgefallener Student	**Fehlen von mathemat. Fähigkeit**	**Mathematikaufgaben kotzen mich an**	**das Testinstitut wählt unfaire Mathematiktests aus**	**es war der 13. Mathematiktest**
zurückgewiesene Frau	**ich bin für ihn unattraktiv**	**meine Konversation langweilt ihn**	**er muß sofort mit intelligenten Frauen konkurrieren**	**er war in zurückweisender Laune**

Abb. 15: Typische Beispiele für verschiedene Attributionsmuster, leicht modifiziert nach ABRAMSON, SELIGMAN & TEASDALE (1978) (aus PETERMANN 1986, 215).

Hilflosigkeit führt, so SELIGMAN (1986, 50ff.), zu emotionalen Störungen bis hin zur Depression. Sie untergräbt die Motivation, Konsequenzen kontrollieren zu wollen und ist - einmal erlernt - recht löschungsresistent. Einer hilflosen Person im Sinne der Theorie SELIGMANs wird es schwerfallen, Erfolg internal zu attribuieren, selbst wenn die Bewältigung einer Streßsituation objektiv auf die Wirkung ihres Verhaltens zurückzuführen ist (vgl. SELIGMAN 1986, 20). Eine Untersuchung von JOHNSON & MILLER (1990) befaßt sich u.a. mit dem Zusammenhang von Depression und Angst bei negativem Attributionsstil. Sie gelangten zu dem Ergebnis, daß ein negativer Attributionsstil einen Prädiktor für Angst darstellt, und daß Depression wiederum einen Prädiktor für das Auftreten eines negativen Attributionsstils bildet.

Zurück zum Schulbeispiel und zur Kontrollierbarkeit: Schüler können durch vorheriges Lernen und Üben über die Konsequenzen von Klassenarbeiten Kontrolle ausüben. Sie haben dadurch selbst Einfluß auf das Leistungsergebnis, z.B. von Vokabeltests.

> **"Da kontrollierbare Ereignisse aus den Reaktionen, die sie kontrollieren, vorhersagbar sind, kann Kontrollierbarkeit angstreduzierende Auswirkungen zusätzlich zu dieser Vorhersagbarkeit haben - wahrgenommene potentielle Kontrolle und fälschlicherweise angenommene Kontrolle über aversive Stimulation reduzieren ebenfalls Angst."**
> **(SELIGMAN 1986, 127).**

Zusätzlich zur Vorhersagbarkeit durch Ankündigung von Klassenarbeiten, kann Angst vor solchen bedrohlichen Ereignissen also durch die bereits erwähnte Kontrollierbarkeit beeinflußt werden. Kontrollierbar sind Klassenarbeiten dann, wenn der Schüler selbst Einfluß auf die zu erwartenden Konsequenzen nehmen kann. Intensives Lernen garantiert hohe Leistung, macht also Konsequenzen kontrollierbar. Dadurch wird Angst, zusätzlich zur Vorhersagbarkeit, durch persönliche Kontrolle reduziert. SELIGMAN leitet aus Untersuchungsergebnissen die Vermutung ab, daß die angstreduzierende Wirkung der Kontrollierbarkeit auch dann besteht, wenn die Kontrollmöglichkeit nur angenommen wird, aber faktisch gar nicht vorhanden ist (vgl. SELIGMAN 1986, 122f.).

Eine diesbezüglich praktische Handlungsanweisung zur Prüfungsorganisation stammt von WEISS (1989). Prüfungskandidaten werden Hinweise zur Steigerung der Kontrollierbarkeit von Prüfungssituationen gegeben (WEISS 1989, Kap. 6, 76ff.), weitere praktische Tips gibt STEINER (1988, Kap. 9).

BREITKOPF (1979) hat den Versuch unternommen, die Theorie der erlernten Hilflosigkeit auf den Bereich Prüfungsangst von Studenten in mündlichen Prüfungen zu übertragen. Er geht von Prüfungen als einem Kommunikationssystem aus, in dem von den

Prüfungskandidaten bei der Suche nach geeigneten Operationen Strategien eingesetzt werden, von denen *eine* mögliche Strategie die der gelernten Hilflosigkeit sein kann. Diese Strategie zeichnet sich aus durch Passivität und Hilflosigkeit vs. Aktivität und Kontrolle. Entsprechend wird Prüfungsangst von BREITKOPF (1979, 6) definiert als die emotionale Begleiterscheinung des Einsatzes der Strategie der gelernten Hilflosigkeit. Die Anwendung dieser Strategie, nicht jedoch ausschließlich die Prüfungssituation, führt zu Prüfungsbelastungen (BREITKOPF 1979, 463).

Forschungsdaten von GALLAGHER (1990) stützen die Hypothese, daß Coping-Strategien akademische Leistung vorhersagen.

Das Fazit der Theorie erlernter Hilflosigkeit SELIGMANs bezüglich des Umgangs mit Angst:
Angst kann gemindert werden, wenn die auslösenden aversiven Reize für Individuen vorhersagbar sind. Zusätzlich verringert sich Angst, wenn die Person - durch die subjektive Verfügbarkeit von Handlung - über das bedrohliche Ereignis tatsächliche oder vermeintliche Kontrolle ausüben kann.

SELIGMAN (1986, 51f.) verwendet den Begriff "*Kompetenz*" für die *Kontrolle über Ereignisse in der Umgebung*. Er definiert das seiner Theorie inhärente Bedürfnis, Angst und Hilflosigkeit zu vermeiden, als Bedürfnis nach Kompetenz.

BANDURA (1989) mißt der *Selbstwirksamkeit bei der Kontrolle eigener negativer Kognitionen* Bedeutung bei:

> **"Anxiety arousal in situations involving some risks is affected not only by perceived coping efficacy but also by perceived self-efficacy to control intrusive perturbing cognitions. The exercise of control over one's own consciousness is summed up well in the proverb: 'You cannot prevent the birds of worry and care from flying over your head. But you can stop them from building a nest in your head.' Perceived self-efficacy in thought control is a key factor in the regulation of cognitively generated arousal. It is not the sheer frequency of aversive cognitions but the perceived inefficacy to turn them off that is the major source of distress..." (BANDURA 1989, 1177).**

Die Bedeutung der Kontrolle über eine Situation untermauern Untersuchungen über die Wirkung von Informationen bei einem Arztgespräch (MATTAX 1990; THOMPSON, NANNI & SCHWANKOVSKY 1990). THOMPSON et al. registrieren bei Frauen, die im Gespräch mit ihrem Arzt vermehrt Fragen stellen ein größeres Gefühl der Kontrolle und eine stärkere Zufriedenheit mit dem Arztbesuch und den erhaltenen Informationen.

Diejenigen Frauen, die sich vor der Visite drei Fragen notiert hatten, berichteten zudem über weniger Angst als die Frauen der Kontrollgruppe, die sich dem Arztbesuch unvorbereitet aussetzten. Hier mag der Selbstwirksamkeit eine angstreduzierende Wirkung zukommen.
Operations-Patienten mit Angstneigung genesen langsamer und erleben eher hohe Zustandsangst, Schmerzen und Depressionen (vgl. CHAPMAN & COX 1977).

Kritische Anmerkung:
SELIGMANs Theorie der erlernten Hilflosigkeit bietet, bezogen auf den Umgang mit Angst, eine stimmige Verknüpfung von Lerntheorie und kognitiven Elementen.

6.3. Coping: Angstbewältigung aus kognitionstheoretischer Sicht

Der englische Begriff "Coping" (deutsch: bewältigen, meistern) bezieht sich auf *kognitive Prozesse zur Bewältigung von Bedrohungssituationen.* Ein als unangenehm erlebter Angstzustand wird versucht, durch Coping-Strategien abzubauen, die vom Individuum aufgrund früherer Erfahrungen mit Angst entwickelt wurden. Es kann entweder die Gefahr durch Coping-Strategien beseitigt werden, oder aber die auslösende Situation wird durch kognitive Umstrukturierung nicht mehr als bedrohlich bewertet. Mit kognitiven Bewältigungsprozessen setzte sich bereits LAZARUS (1966) auseinander, dessen kognitiv-emotionales Prozeßmodell unter (2.3.3.) vorgestellt wurde.

KROHNE (1985a, 3) unternimmt den Versuch, die Gemeinsamkeiten verschiedener Definitionen von Coping zusammenzufassen:

> **"1. *Coping* bezieht sich auf einen Prozeß, nicht auf das angestrebte Ziel; dieses würde als 'Beherrschung' bezeichnet ...**
>
> **2. Der Prozeß beinhaltet verhaltensmäßige wie kognitive ('intrapsychische') Reaktionen des Individuums ...**
>
> **3. Diese Reaktionen richten sich auf solche (internen wie externen) Anforderungen, die von der betreffenden Person als die eigenen Möglichkeiten beanspruchend oder sogar überfordernd erlebt werden. Ihnen kann nicht durch automatische Reaktionen, sondern nur durch verstärkte Anstrengungen (wenn überhaupt) begegnet werden ...**
>
> **4. Ziel von Coping-Reaktionen ist die Aufhebung des erlebten Ungleichgewichts zwischen Anforderungen und eigenen Kapazitäten."**

Nachfolgend lassen sich

[a] aktuelles Coping-Verhalten und
[b] Coping-Disposition

unterscheiden.

6.3.1. Aktuelles Coping-Verhalten

Aktuelles Coping-Verhalten ist eine kognitive und verhaltensmäßige Reaktion auf eine momentane Belastungssituation, die mit "Aufmerksamkeitsfocussierung" auf die bedrohungsrelevanten Faktoren, einer "Einengung des Bewußtseins", beginnt (vgl. JACOBS 1987, 14). Personen mit Angstneigung verfügen eher nicht über wirksame Coping-Strategien in Streß-Situationen, sondern grübeln stattdessen über ihre mißliche Lage (vgl. HOUSTON 1977).
Aktuelles Coping bezieht sich direkt auf die angstauslösende Situation und kann

[a] eine direkte Handlung, wie Flucht oder Angriff, oder
[b] einen intrapsychischer Prozeß, wie z.B. Aufmerksamkeitsveränderung oder Neubewertung der angstinduzierenden Situation

auslösen.

JACOBS (1991, 152) macht einen solchen intrapsychischen Prozeß bei der Prüfungsangstbewältigung deutlich und erläutert daran die Bedeutung des "Vertrauens in sich selbst":

> **"Jedes problemlösende Coping muß letztendlich die anfängliche Bedrohung widerlegen, d.h. jedes problemlösende Coping muß kognitive Umdeutung beinhalten, sonst kommt keine Veränderung der Bedrohungsintensität zustande. <...> Der Prüfling muß den Glauben haben, seinem Ziel näher gekommen zu sein und es höchstwahrscheinlich zu erreichen, und diesen Glauben kann er nicht finden, wenn er ständig seine Schwächen akzentuiert. Ähnlich ist es mit allen anderen Reaktionen auf die Bedrohung. Sie sind nur dann zuverlässig wirksam, wenn sie fundierte Argumente dafür liefern, der Bedrohung gewachsen zu sein. Dies aber setzt ein positives Vertrauen in sich selbst voraus, das die Einstellung bewirkt, daß diejenigen Maßnahmen, die man gegen die Bedrohung unternimmt, auch wirksam sind."**

Coping-Verhalten hat eine *instrumentelle* Funktion, wenn es auf direkte Problemlösung zielt und eine *palliative* Funktion, wenn es auf Emotionsregulierung zielt. Diese allgemeinen Grundbedingungen aktuellen Coping-Verhaltens nach LAZARUS und Mitarbeitern wurden bereits in Abschnitt (2.3.3.6.) erläutert.

Eine weitere allgemeine situative Bedingung wirkt sich auf das aktuelle Bewältigungsverhalten aus: Die *zeitliche Entfernung* bis zum Eintreten der als belastend oder bedrohlich bewerteten Situation. In der frühen Antizipationsphase wirkt ein erhöhtes Erregungsniveau motivierend auf den Einsatz von Coping-Verhalten. Ist die zeitliche Differenz zur Konfrontation mit der Bedrohung gering, und wirkt die Erregung erst während dieser Konfrontation selbst, kann das negative Konsequenzen für das Problemlösen in der Situation haben (KROHNE 1985a, 5). Mit dem Faktor Zeit in bezug auf Bewältigungsverhalten befaßt sich auch PRYSTAV (1985). Er setzt sich, wie im nachfolgenden Abschnitt dargestellt, mit dem aktuellen Coping-Verhalten in Leistungssituationen auseinander.

6.3.1.1. PRYSTAV: Coping-Verhalten in Leistungssituationen

PRYSTAV (1985) befaßt sich mit Streßbewältigung von Leistungssituationen und meint damit

> **"alle Anstrengungen einer Person im behavioralen, kognitiven oder erlebnismäßigen Bereich..., mit denen ein erwarteter oder tatsächlich aufgetretener Stressor in seiner Wirkung ausgeschaltet, verhindert, reduziert oder verzögert werden soll."**
> **(PRYSTAV 1985, 29).**

PRYSTAV sieht durch Untersuchungen die Wirkung der *Vorhersagbarkeit* in der *Antizipationsphase* von Streßereignissen auf die Angstbewältigung in Leistungssituationen bestätigt. Die Art der Vorhersagbarkeit kann sein:

[a] generell (*ob* eine Situation auftritt),
[b] zeitlich bestimmt (*wann* eine Situation eintritt) und
[c] inhaltlich (*welche* Situation eintritt)
(PRYSTAV 1985, 28).

Die Art der Vorhersagbarkeit hat entsprechend unterschiedliche Auswirkungen auf das aktuelle Coping-Verhalten in der Antizipationsphase. PRYSTAV (1985, 28f.) vermutet für Leistungssituationen, daß je höher die Vorhersagbarkeit eines antizipierten aversiven Reizes ist, desto geringer ist der Grad der Belastung und umgekehrt. Bezogen auf ein konkretes Beispiel: Eine Prüfung, von der nicht bekannt ist, wann sie stattfindet, welche Themen sie umfaßt und ob sie überhaupt stattfindet, stellt ein hohes Maß an Belastung dar. Kann zumindest eine dieser Bedingungen vorhergesagt werden, dann verringert sich die Belastung entsprechend. In Leistungssituationen ist die inhaltliche Vorhersagbarkeit von besonderer Wichtigkeit, weil sie die Vorbereitungsmöglichkeit beeinflußt. Wenn bekannt ist, *was* geprüft wird, kann der entsprechende Stoff bearbeitet werden.

PRYSTAV hat mit den Tabellen in Abbildung (16a und b) den Versuch unternommen, das leistungsrelevante Coping-Verhalten vor und während einer Leistungssituation zu systematisieren.

Antizpationsphase

Problemorientierte (instrumentelle) Bewältigungsarten	**Emotionsregulierende (palliative) Bewältigungsarten**
*** kognitive und emotionale Vorbereitung je nach der zeitlichen und inhaltlichen Vorhersagbarkeit der Leistungsanforderungen** *** Aufmerksamkeitsfokussierung auf Leistungsanforderungen** *** Ausarbeitung von Lern- und Prüfungsstrategien** *** Informationssuche bzgl. Leistungsanforderungen** *** Informationssuche bzgl. Leistungsüberprüfung (z.B. "Prüfungsstil")** *** Überprüfung der prüfungsrelevanten Kenntnisse** *** evtl. Vergleich zwischen Selbst- und Fremdeinschätzung der Kenntnisse (z.B. in Vorbereitungsgruppen)** *** Optimierung der Anstrengungsbereitschaft** *** zeitweise mentale und psychische Ablenkung** *** Vorsorge für psychische und körperliche Gesundheit**	*** Vermeidung negativer selbstbezogener Kognitionen** *** positive Selbstinstruktionen** *** körperliche und psychische Entspannung zur Kontrolle von Angst und Erregung** *** realistische Wahrnehmung emotionaler Reaktionen und Indikatoren der Aufgeregtheit ("emotionality")** *** adäquate kognitive Bewertung der Aufgeregtheit ("emotionality")** *** realistische Wahrnehmung der Besorgtheit ("worry")** *** adäquate kognitive Bewertung der Besorgtheit ("worry")** *** gezielte Selbstbekräftigung für erreichte Vorbereitung** *** realistische Anspruchsniveausetzung** *** evtl. Änderung des Anspruchsniveaus im Verlauf der Vorbereitung** *** zeitweise mentale und psychische Ablenkung** *** Vorsorge für psychische und körperliche Gesundheit**

Abb. 16a: Problemorientierte (instrumentelle) und emotionsregulierende (palliative) Bewältigungsarten bei der *Antizipation* mit einer Leistungssituation (aus PRYSTAV 1985, 36).

Konfrontationsphase	
Problemorientierte (instrumentelle) Bewältigungsarten	**Emotionsregulierende (palliative) Bewältigungsarten**
*** Konzentration auf prüfungsbezogene Kognitionen**	*** Konzentration auf prüfungsbezogene Kognitionen**
*** Vermeidung negativer selbstbezogener Kognitionen**	*** Vermeidung negativer selbstbezogener Kognitionen**
*** Aufmerksamkeitsfokussierung auf Leistungsanforderungen**	*** positive Selbstinstruktion im Verlauf der Leistungssituation**
*** Optimierung der motivationalen Voraussetzungen**	*** körperliche und psychische Entspannung zur Kontrolle von Angst und Erregung**
*** Auswahl und Einsatz geeigneter Reproduktionsstrategien**	*** realistische Wahrnehmung emotionaler Reaktionen und Indikatoren der Aufgeregtheit ("emotionality")**
*** bei schriftlichen Prüfungen: Beachtung der Zeitbegrenzung**	*** adäquate kognitive Bewertung der Aufgeregtheit ("emotionality")**
*** Optimierung der Anstrengungsbereitschaft**	*** realistische Wahrnehmung der Besorgtheit ("worry")**
*** Kooperationsbereitschaft mit dem Prüfer zeigen**	*** gezielte Selbstbekräftigung für erreichte Leistungen**
*** situationsadäquate Interaktion mit dem Prüfer**	*** realistische Anspruchsniveausetzung**
*** realistische Wahrnehmung der Interaktionen zwischen Prüfer und Geprüftem**	*** Änderung des Anspruchsniveaus in Relation zum Prüfungsverlauf**
*** je nach Prüfungsverlauf evtl. Strategien, um Zeit zu gewinnen (z.B. Erbitten von Erläuterungen)**	*** nach Mißerfolgen keine Änderung der positiven Selbstwertschätzung**

Abb. 16b: Problemorientierte (instrumentelle) und emotionsregulierende (palliative) Bewältigungsarten bei der *Konfrontation* mit einer Leistungssituation (aus PRYSTAV 1985, 36).

Als Einwand gegen die (anhaltende) Wirkung derartiger Strategien sei erwähnt: Im semantischen Gedächtnis eines Menschen, also dort wo Wort-, Satz- und Ereignisbedeutungen systematisiert gespeichert sind, werden u.a. Informationen über eigene Erlebnisse und Verhaltensweisen in Prüfungssituationen gespeichert. Diese Informationen wirken nun beständig auf das Bewußtsein einer Person ein - und zwar auch dann, wenn die eigentliche Bedrohung durch die Leistungssituation vom Geprüften (oder auch Prüfer) reduziert wird. Daher

"läßt sich der Prüfungsängstlichkeit einer Person nicht unbedingt durch den Abbau von aktuellem Prüfungsstreß begegnen. <...>Notwendig erscheint es vielmehr, eine Veränderung von Annahmen der Person über ihr Erleben und Verhalten in Prüfungssituationen zu bewirken, also eine Veränderung des semantischen Regelsystems, in dem das Wissen über die eigene Person in solchen Situationen gespeichert ist, anzustreben."
(KERRES, WROBEL & LAZARUS-MAINKA 1991, 161).

6.3.2. Coping-Disposition

Menschen mit einer Coping-Disposition neigen zu unflexiblen Bewältigungsstilen und können daher ihre Reaktionen auf Bedrohungssituationen nicht immer den situativen Bedingungen anpassen.

"*Bewältigungsstile* lassen sich definieren als eher habituelle Charakteristika einer Person, in Abgrenzung zu *Bewältigungsstrategien*, womit aktuelle, situationsbezogene Techniken des Umgangs mit streßhaften Situationen gemeint sind."
(HÖFER, WALLBOTT & SCHERER 1985, 94).

Wie bereits unter (3.1.2.) erwähnt, lassen sich zwei gegensätzliche Typen dispositionellen Coping-Verhaltens (Bewältigungsstile) unterscheiden: Repressor und Sensitizer.

6.3.2.1. Repression-Sensitization

Repression-Sensitization als Moderator-Variable beim Angst-Coping ist ein eindimensionales bipolares Persönlichkeitskonzept der Angstkontrolle bzw. Streßabwehr (vgl. z.B. BYRNE 1961). Ein *Repressor* neigt zur Vermeidung bedrohungsrelevanter Hinweisreize, *Sensitizer* überbetonen, katastrophieren solche Hinweisreize; die im Mittelbereich liegenden Nicht-Defensiven bewältigen angstauslösende Situationen flexibel (vgl. Abb. 17).

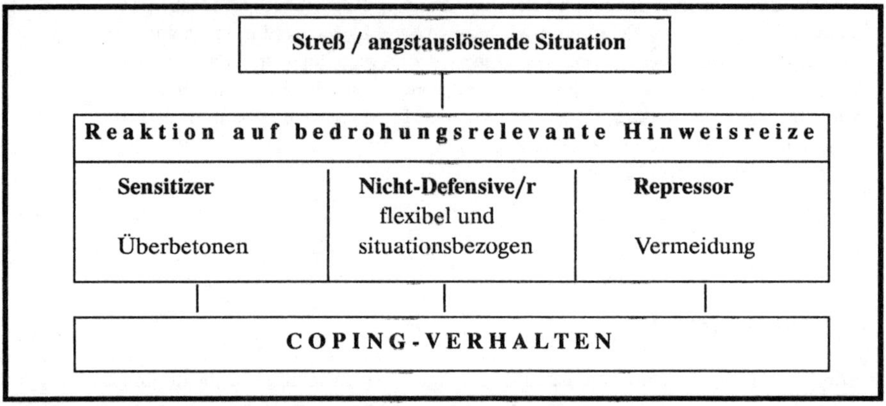

Abb. 17: Schematische Darstellung des Repression-Sensitization-Konzepts

In der Antizipationsphase von Prüfungen könnte ein Sensitizer als Bewältigungs-Typ beispielsweise mit Argusaugen jeden bedrohungsrelevanten Hinweisreiz auf die Prüfung und sein Noch-Nicht-Können so vergrößert wahrnehmen, daß er überaktiviert ist, zu viel lernt (auch Irrelevantes) und sich dabei "verzettelt". Ein eher repressiver Typ spielt die Bedrohung durch die Prüfung herunter, sieht die Gefahr im verkleinerten Maßstab und ändert daher den Ablauf seiner Alltagsaktivitäten wenig. Er hat also z.B. Zeit, seine Wohnung weiterhin gründlich aufzuräumen, pflegt den Kontakt mit seinen Freunden uneingeschränkt weiter und beginnt - weil nicht so schlimm - erst ganz spät und nicht sehr gründlich mit der Vorbereitung auf die bevorstehende Prüfung.

Nach KROHNE & ROGNER (1985) liegen die grundlegenden Unterschiede zwischen Repressern und Sensitizern:

[a] "in der Richtung der Aufmerksamkeit in Streßsituationen (Sensitizer richten ihre Aufmerksamkeit verstärkt auf streßrelevante Information, Represser ziehen sie hiervon ab),
[b] im Ausmaß der Antizipation künftiger Gefahr (bei Sensitizern erhöht),
[c] in der Art der ausgeübten Kontrolle in Streß-Situationen (Sensitizer kontrollieren verstärkt Information und eigenes Verhalten)"
(KROHNE & ROGNER 1985, 47f.).

Mit der Repression-Sensitization-Skala (RS-Skala) von BYRNE (1961) wurde mehrfach nachgewiesen, daß Represser in streßinduzierenden Situationen *verbal weniger* Angst und subjektiv erlebte Erregung angeben als Sensitizer (z.B. auf angsterregende Filme und schwierige und unlösbare Aufgaben). Auf der *autonom-physiologischen Ebene* scheinen sie aber im Gegensatz dazu *intensivere* Streß-Reaktionen zu zeigen als Sensitizer (hinsichtlich Herzschlagrate und Hautwiderstand). Dies gilt für unvorbereitete streßinduzierende Situationen, wenn ein Repressor keine Gelegenheit zur Vorbereitung hat (HÖFER, WALLBOTT & SCHERER 1985, 96).

Durch Untersuchungen von HÖFER, WALLBOTT & SCHERER konnten über die Messung multimodaler Streßindikatoren in Belastungssituationen diese Ergebnisse aber statistisch nicht durchgängig signifikant bestätigt werden (HÖFER, WALLBOTT & SCHERER 1985, 112). Die empirische Überprüfbarkeit des Repression-Sensitization-Konzepts ist u.a. deshalb mit Schwierigkeiten verbunden, weil die Begriffe "Repressor" und "Niedrigängstliche/r" inhaltlich untereinander zu wenig Trennschärfe besitzen (vgl. WEINBERGER, SCHWARTZ & DAVIDSON 1979; HÖFER, WALLBOTT & SCHERER 1985, 112). Die RS-Skala von BYRNE (1961) wurde mehrfach kritisiert (z.B. KROHNE 1985a; KROHNE & ROGNER 1985).

6.3.2.2. Vier personspezifische Angstbewältigungstendenzen

KROHNE empfiehlt, das eindimensionale bipolare Konzept Repression-Sensitization zu erweitern und es nach folgenden vier *personspezifischen Verhaltenstendenzen der Angstbewältigung* zu fassen:

[a] repressiv,
[b] sensitiv,
[c] nicht-defensiv (flexibel und situationsbezogen) und
[d] ängstlich (inkonsistent und situationsinadäquat)
(vgl. z.B. KROHNE 1985b, 145; KROHNE & ROGNER 1985, 48; KROHNE, WIGAND & KIEHL 1985, 63; siehe auch Abschnitt 3.1.2. dieses Buches).

Es wird angenommen, daß dispositionale Coping-Stile in Gefahrensituationen sich anhand dieser vier Dimensionen klassifizieren lassen:

[a] Represser reagieren auf Gefahr überwiegend repressiv;
[b] Sensitizer überwiegend sensitiv;
[c] Nichtdefensive reagieren in Gefahrensituationen eher instrumentell, also problemlösend und weniger mit intrapsychischem Coping-Verhalten (KROHNE, WIGAND & KIEHL 1985, 68);
[d] Hochängstliche neigen zu intrapsychischen Angstbewältigungsmechanismen. Sie gelten als "erfolglose Bewältiger", weil sie über keine durchgängigen und wirkungsvollen Coping-Strategien verfügen (KROHNE, WIGAND & KIEHL 1985, 68).
Hochängstliche reagieren sowohl verstärkt repressiv, als auch verstärkt sensitiv auf bedrohungsrelevante Hinweisreize.

Kritische Anmerkung:
Obwohl zu fragen ist, ob Menschen tatsächlich so vernunftgeleitet und einsichtsfähig handeln, wie durch das kognitive Coping-Konzept konstatiert, kommt dieser Theorie eine große Bedeutung zu, weil sie individuelle Zukunftsplanung einbezieht und damit die Möglichkeit zur *Selbst*regulation von Angstzuständen eröffnet.

Zusammenfassung

Angst bewirkt in ihren proximalen Konsequenzen eine Veränderung des Leistungsverhaltens sowie des Selbstbildes und der Selbsteinschätzung. Bezüglich des Gruppenverhaltens kann Angst zu erhöhter Affiliation oder zu sozialer Isolation führen. Als distale Konsequenz der Angst gilt die Chronifizierung proximaler Konsequenzen der Angst, mit dem Ergebnis, daß Angst zum Persönlichkeitsmerkmal wird.

Die Auseinandersetzung mit Angst wird differenziert nach direkten Handlungen wie Flucht oder Angriff und nach intrapsychischen Prozessen in Form von kognitiven Verarbeitungsversuchen. Welche unterschiedlichen Konzepte des Umgangs mit Angst verschiedene Schulen der Psychologie vertreten, wurde anhand der Abwehrmechanismen der psychoanalytischen Theorie, der Hilflosigkeitstheorie von SELIGMAN und des Coping-Konzepts kognitionstheoretischer Angstansätze aufgezeigt.

(1.) Angstreduzierung über Abwehrmechanismen

Die Abwehrmechanismen der psychoanalytischen Theorie sind unzureichende Angstbewältigungsmaßnahmen, die auf die Vermeidung von Unlust und internalen Konflikten zielen. Es handelt sich dabei um unbewußte Strategien, die das menschliche Ich als Träger des Bewußtseins vor äußeren Anforderungen oder inneren, nicht akzeptierten Triebansprüchen schützen sollen, Angst aber nur unzureichend bewältigen. Muster von Abwehrmechanismen bilden FREUDs Persönlichkeitskonzept, nach dem neurotische Symptome dann entstehen, wenn ein abgewehrter Triebimpuls nicht mehr unter Kontrolle gehalten werden kann.

Zu den Abwehrmechanismen zählen u.a. die Verdrängung, Regression als Rückzug in ein früheres Entwicklungsstadium, Ungeschehenmachen sowie Projektion als die Zuschreibung eigener nicht akzeptierter Wünsche oder Gedanken an andere Personen.

(2.) SELIGMANs Konzept der erlernten Hilflosigkeit

SELIGMANs Konzept erlernter Hilflosigkeit liegt eine kognitive Lerntheorie zugrunde. Demnach beurteilen Menschen auf einen Signalreiz hin eine für sie bedrohliche Situation nach dem Ausmaß an tatsächlicher oder vermeintlicher Kontrollmöglichkeit, die sie über

diese Situation haben. Die Überzeugung, daß angstinduzierende Ereignisse (z.B. aufgrund von Unvorhersagbarkeit) nicht kontrollierbar sind, wird erlernt und führt zu Hilflosigkeit.
ABRAMSON, SELIGMAN & TEASDALE übernahmen die Attributionstheorie in das Hilflosigkeitskonzept: Hilflosigkeit wird internal attribuiert, wenn ein Individuum sich Mißerfolgsursachen selbst zuschreibt und führt dann zur Verringerung des Selbstwertgefühls; bei externaler Attribution wird z.B. dem Zufall als vom Individuum nicht zu kontrollierende äußere Bedingung die Ursache für Handlungsergebnisse zugeschrieben. Hilflosigkeit kann außerdem global oder spezifisch sein; akute Hilflosigkeit ist kurzzeitig und veränderbar, chronische Hilflosigkeit dagegen ist das Resultat zeitlich stabiler Attributionen.

(3.) Coping-Konzept der kognitiven Psychologie
Nach der Kognitionstheorie wird der Mensch als ein vernunftbegabtes und selbstverantwortliches Wesen gesehen, das über sein Bewußtsein zu Erkenntnis gelangt. Durch Einsicht werden Erwartungen aufgebaut, die die Zukunft antizipieren, was Menschen zu planmäßigem, zielgerichtetem Handeln befähigt.

Mit dem Begriff Coping sind kognitive Prozesse zur Bewältigung von Bedrohungssituationen gemeint. Aktuelle Angstbewältigung aus kognitionstheoretischer Sicht geschieht direkt als Flucht oder Angriff oder durch einen intrapsychischen Prozeß wie Aufmerksamkeitsveränderungen oder eine Neubewertung der Situation.

Bezogen auf Prüfungsangst wurde über die Bedeutung der zeitlichen Entfernung zur angstauslösenden Situation PRYSTAV referiert: Während ängstliche Erregung in der Konfrontationsphase einer Prüfung eine negative Wirkung auf das Leistungsverhalten ausüben kann, mag sie in der frühen Antizipationsphase das Coping-Verhalten motivieren, wobei der generellen, zeitlichen und inhaltlichen Vorhersagbarkeit nach PRYSTAV eine die Belastung hemmende Funktion zukommen könnte.

Der Einsatz aktueller, situationsangemessener Bewältigungsstrategien Nicht-Defensiver unterscheidet sich von der Disposition zu unflexiblen und damit eventuell situationsunangepaßten Bewältigungs-Stilen beim Repressor und beim Sensitizer. Ein Repressor zeigt bedrohungsrelvanten Hinweisreizen gegenüber Vermeidungsverhalten, dagegen neigt der Sensitizer bei der Angstkontrolle zur Überbetonung und zum Katastrophieren. Nach KROHNE & ROGNER unterscheiden sich Repressor und Sensitizer außer in der Richtung der Aufmerksamkeit in Streßsituationen auch im Ausmaß der Antizipation künftiger Gefahr, das beim Sensitizer größer ist als beim Repressor, wie auch in der Kontrolle, die sie in Streß-Situationen über Informationen und eigenes Verhalten ausüben: Sensitizer aktivieren im Gegensatz zu Repressern verstärkt Kontrollverhalten.

KAPITEL 7: Angstmessung

Für die objektive, zuverlässige und valide Beurteilung von Angst, besonders für diagnostische Zwecke und in der experimentellen Angstforschung, werden Meßinstrumente benötigt. Sie erfassen die Auswirkungen von Angst, da Angst als ein Konstrukt nicht direkt meßbar ist, sondern nur über bestimmte Indikatoren auf Angst (rück)geschlossen werden kann bzw. bei Auftreten bestimmter Symptome Angst angenommen wird. Durch Bündelung mehrerer solcher zusammen auftretender Indikatoren wird der Schluß auf Angst abgesichert. Die terminologische Frage, ob es sich dabei um "Angst-Indikatoren" oder "Angst-Symptome" handelt, ist eine Frage, ob man die Indikatoren zugleich als "pathologische Störungen" betrachtet und sei daher hier dahingestellt.

Im Sinne von Symptomen gibt z.B. FLÖTTMANN (1989, 23) eine grobe Klassifikation. Nach ihm ruft Angst Symptome hervor, die

[a] Veränderungen der Verstandesfunktion,
[b] Veränderungen der Körperfunktionen,
[c] Veränderungen des Verhaltens (Angriff, Flucht, Bindung)

bewirken. Die Kennzeichnung "Veränderungen" ist dabei im Sinne von "pathologischen Störungen" gebraucht. Wir verwenden hier den neutralen Terminus "Angst-Indikatoren".

7.1. Angst-Indikatoren

Aspektiv lassen sich die Angst-Indikatoren nach folgenden vier allgemeinen *Komponenten der Angst* differenzieren:

[a] kognitive Indikatoren,
[b] affektive Indikatoren,
[c] physiologische Indikatoren,
[d] motorische Indikatoren
(vgl. BECKER 1980a, 20ff.).

7.1.1. Kognitive Indikatoren

Auf der kognitiven Ebene ist Angst bestimmt durch Kognitionen, die sich mit einer subjektiv als gefährlich gedeuteten Situation auseinandersetzen. Die Situation wird dabei

bewertet vor dem Hintergrund früherer Erfahrungen und den persönlichen Handlungsmöglichkeiten in der Situation. BECKER (1980) beschreibt diese Kognitionen: "Der betreffende Mensch registriert oder antizipiert eine ihm gefährlich erscheinende Situation, d.h. eine solche, in der eine subjektiv bedeutsame Wahrscheinlichkeit für den Verlust wichtiger Werte (z.B. Gesundheit, Freiheit, Liebe, Selbstachtung, intellektuelle Kompetenz, materieller Besitz) entsteht."
(BECKER 1980, 20).

7.1.2. Affektive Indikatoren

Affektive Angst-Indikatoren lassen sich zusammenfassend als "unangenehmer Gefühlszustand" charakterisieren. Beschreibungen wie "Hilflosigkeit", "Unsicherheit", "Unruhe" kennzeichnen die emotionale Qualität eines Angstzustandes.

Nach der Triebtheorie ist ein erhöhtes Erregungs- und Aktivierungsniveau im Sinne einer motivierenden inneren Spannung kennzeichnend für Angst (vgl. SPENCE & SPENCE 1966; siehe auch 2.2.2.).

7.1.3. Physiologische Indikatoren

Auf der physiologischen Ebene dienen die Veränderungen des Organismus der Bereitschaft einer Person, auf gefährliche Situationen mit Flucht oder Angriff zu reagieren.

Als physiologische Reaktion während eines Angstzustandes kommt es zur Aktivierung des sympathischen Anteils des autonomen Nervensystems. Diese bewirkt u.a. eine Erhöhung des Blutdrucks und der Atemfrequenz, Erblassen, vermehrte Schweißsekretion und eine gebremste Magen- und Darmtätigkeit.

Biochemisch verändert sich bei Angst die endokrine Sekretion; es kommt z.B. zur verstärkten Ausschüttung von Adrenalin und Noradrenalin.

Im Zentralnervensystem wird die Aktivität der Alpha-Wellen, die beim entspannten Wachzustand vorhanden sind, unterbrochen (sog. "Alpha-Blockade" oder "Desynchronisation"); Beta-Wellen nehmen zu. Die unregelmäßigeren Beta-Wellen signalisieren einen angespannten Wachzustand und Konzentration. Dieser Angst-Indikator bewirkt eine allgemeine Verhaltenserregung (vgl. BECKER-CARUS 1981, 122).

7.1.4. Motorische Indikatoren

Motorisch ist ein Angstzustand z.B. charakterisiert durch einen hohen Spannungszustand der Muskulatur bis hin zu Verkrampfungen, durch motorische Unruhe, Händezittern und gesteigerte Reflexe. Auch Sprachstörungen verschiedener Art können Indikator für einen Angstzustand sein.

Intensive Furcht läßt sich zusätzlich an der Mimik ablesen: Es entstehen horizontale Stirnfalten, die Augen sind bei gespanntem Unterlid weit geöffnet, und die Lippen sind bei geöffnetem Mund mit zurückgezogenen Mundwinkeln angespannt (vgl. IZARD 1981, 407f.).

7.2. Meßmethoden der Angst

Drei Meßmethoden stehen für die beschriebenen kognitiven, affektiven, physiologischen und motorischen Komponenten der Angst zur Verfügung:

[a]	**apparative Messung auf der physiologischen Ebene, objektive Tests**	**-->**	**T-Daten (test data),**
[b]	**Selbstauskünfte auf der verbal-subjektiven Ebene**	**-->**	**Q-Daten (questionnaire data),**
[c]	**Verhaltensbeobachtung auf der motorischen Ebene**	**-->**	**L-Daten (life-record)**

(vgl. CATTELL 1978, 61).

Der zeitliche Verlauf der physiologischen und motorischen Variablen und der Prozeß der subjektiven Wahrnehmung sind jeweils untereinander recht verschieden; deshalb ist die Korrelation der Meßergebnisse miteinander gering, wenn die Messungen zeitgleich vorgenommen werden (BIRBAUMER 1973, 3; 1977a).

Die folgenden Abschnitte zielen nicht auf eine umfassende Darstellung von Angsttests. Vielmehr soll ein kurzer Abriß der wichtigsten Verfahren unter Einbeziehung der historischen Entwicklung gegeben werden. Auf ältere Tests wird insofern eingegangen, als sie

sie Vorbild für neuere waren. Die Wiedergabe des statistischen Materials (Gütekriterien, Eichstichproben u.a.) der einzelnen Angst-Meßinstrumente würde den Rahmen einer "Einführung in die Angstpsychologie" sprengen. Meßtechnische Daten sind daher bei den jeweiligen Tests nachzuschlagen. Als umfassende Bezugsquelle sei auf die "Testzentrale des Berufsverbandes Deutscher Psychologen" (Katalog 1990/91, Göttingen: Hogrefe) verwiesen und desweiteren auf Test-Handbücher oder Testkompendien (z.B. BRICKENKAMP 1975; 1983; HILTMANN 1977). Zusätzlich findet sich im Anhang ein alphabetisches Verzeichnis der wichtigsten Fragebogenverfahren mit ihren Bezugsquellen.

7.2.1. Physiologische Meßverfahren

Die physiologischen Verfahren messen die unter (7.1.3.) erwähnten physiologischen Begleiterscheinungen eines emotionalen Prozesses und schließen von diesen Daten auf Angst. Eine Schwierigkeit besteht darin, daß diese physiologischen Indikatoren auch bei anderen Emotionen wie Freude oder Ärger und bei sexueller Erregung auftreten können (vgl. SCHACHTER 1966, 195).

CATTELL verwendet in der IPAT-Batterie, der Testbatterie des "Institute for Personality and Ability Testing", objektive Tests (die OA-Batterie oder Objektive Analytische Persönlichkeitsbatterie) (vgl. CATTELL 1978,110). Eine deutsche objektive Angsttestversion existiert von HÄCKER, SCHMIDT, SCHWENKMEZGER & UTZ (1975).

Das physiologische Meßverfahren ist recht fälschungssicher, da es geringe Face-Validity besitzt, d.h. die untersuchte Person wenig Kenntnisse darüber hat, was getestet wird.

Dieses Merkmal trifft auch für die sog. *"Projektiven Tests"* zu. Zu ihnen gehören z.B. der RORSCHACHtest (RORSCHACH 1962) und der "Thematische Apperzeptionstest" (TAT) von MURRAY (1943), die beide auch als Verfahren zur Angstmessung eingesetzt werden können.

Der RORSCHACHtest (RO) besteht aus zehn (z.T. farbigen) Tafeln mit mehrdeutigen Zufallsformen (Tintenklecksbildern), zu denen die getestete Person auf die Frage: "Was könnte das sein?" deutende Assoziationen hervorbringen soll, die dann diagnostisch verwertet werden. Dabei wird davon ausgegangen, daß die Art und Weise der Wahrnehmung und Deutung der Bildtafeln die Persönlichkeit (und damit auch die Komponente "Ängstlichkeit") der Testperson reflektiert.

Der "Thematische Apperzeptionstest" (TAT) enthält 30 schwarz-weiße Bildtafeln, auf denen überwiegend Menschen in unterschiedlichen Situationen dargestellt sind. Die Zeichnungen sind teilweise nach Alter (4-14 Jahre und ab 14 Jahre) und Geschlecht differenziert, andere gelten sowohl für Kinder als auch für Erwachsene beiderlei Geschlechts. Die Testteilnehmer werden angewiesen, möglichst dramatische Geschichten zu den Abbildungen zu erfinden, die dann vom Testleiter nach inhaltlichen Kriterien ausgewertet werden, d.h. es werden die Reaktionen der getesteten Person auf die Bilder interpretiert und dabei kann auch auf Angst geschlossen werden.

CATTELL (1978, 99) klassifiziert die projektiven Tests wegen ihrer "Nichtdurchschaubarkeit" durch den Probanden (geringe "face validity"), der "Nichtverfälschbarkeit", als "objektive" Tests. Diese Charakterisierung darf natürlich nicht mit der Bedeutung des Begriffs der Objektivität aus der Testtheorie verwechselt werden (Durchführungs-, Auswertungs- und Interpretations-Objektivität). Der Preis für diese Art von "Objektivität " als wenig durchschaubar und verfälschbar sind die großen Probleme bei der Interpretation der Deutungen der Probanden, d.h. der Validität. Projektive Tests stehen hinsichlich der Validität immer in Beweisnot. Insofern sind die projektiven Tests zwar auf der Probandenseite "objektiv", aber eben kaum auf der des Testauswerters.

Ein projektives Testinstrument zur Diagnose speziell schulischer Angstneigung stellt der Schulangst-Test (S-A-T) von HUSSLEIN (1978) dar, der entsprechend für Kinder im schulpflichtigen Alter konzipiert ist. Er besteht aus zehn Bildtafeln, zu denen das zu testende Kind eine Geschichte erzählen soll. Ausgewertet wird das Testergebnis, indem die Reaktionszeit auf die gezeigten Bilder gemessen wird sowie durch eine inhaltliche Analyse nach den Aspekten: Emotionale Befindlichkeit, Körperliche Angstzeichen, Ich-Abwertung, Soziale Angst und Zukunftsorientierte Bedrohung.

7.2.2. Messungen auf der verbal-subjektiven Ebene

Auf der verbal-subjektiven Ebene sind Bestimmungen möglich sowohl des aktuellen Angstzustandes einer Person, als auch ihrer Angstneigung als Persönlichkeitsmerkmal.
Drei Methoden der Datenerhebung können differenziert werden:

[a] Selbsteinschätzungen (Rating-Verfahren),
[b] Eigenschaftslisten,
[c] Fragebogenverfahren
(McREYNOLDS 1968).

7.2.2.1. Selbsteinschätzungen

Selbsteinschätzungen werden auf numerischen Schätzskalen vorgenommen. So können aktuelle Angstzustände vergleichbar gemacht werden, z.B. um Veränderungen des Angstgrades in der klinischen Praxis festzustellen oder den Angstgrad in verschiedenen Experimentalgruppen zu bestimmen (vgl. KROHNE 1975, 23).

7.2.2.2. Eigenschaftslisten

Eigenschaftslisten sind Listen von Adjektiven, von denen eine zu testende Person diejenigen markiert, die ihren augenblicklichen oder allgemeinen Zustand am besten beschreiben. Aus der Anzahl der angstrelevanten Eigenschaftswörter wird der Angstwert ermittelt. Eine solche Eigenschaftsliste ist z.B. die "Multiple Affect Adjektive Check List" (MAACL) von ZUCKERMAN & LUBIN (1965).

7.2.2.3. Fragebogenverfahren

Fragebogen zur Messung von Angst sind eine häufige Meßmethode. Die erhaltenen Angaben (Q-Daten) beruhen auf Introspektion, sind also Selbstbeurteilungen. Verfälschungen sind wegen mangelnder Selbsterkenntnis oder durch "Schwindeln" aufgrund der gegebenen "face validity" möglich (CATTELL 1978, 61).

Angsttests im Fragebogenverfahren messen situationsspezifische wie auch dispositionelle Angst; ebenso Angstarten wie z.B. Prüfungsangst. Sie setzen sich aus einzelnen Items zur Selbstbeurteilung zusammen. Nachfolgend werden Meßinstrumente zum Angstzustand und zur Angstneigung (7.2.2.3.1.) sowie zur Prüfungsangst (7.2.2.3.2.) aufgeführt (vgl. auch die alphabetische Auflistung der wichtigsten Angstfragebogen mit Bezugsquellen im Anhang).

7.2.2.3.1. Angstzustand und Angstneigung

Ein älterer Fragebogentest auf der Grundlage der Triebtheorie (vgl. SPENCE & SPENCE 1966) ist die "Manifest Anxiety Scale" (MAS) (TAYLOR 1953), eine Skala zur Messung manifester Angst. Der Fragebogen dient der Erfassung von *Typen* in bezug auf den Grad der Ängstlichkeit: Hochängstliche und Niedrigängstliche. Einige Items der MAS, die mit "richtig" oder "falsch" beantwortet werden sollen, sind:

* **"Ich mache mir häufig über etwas Sorgen."**
* **"Ich bin gewöhnlich ruhig und nicht leicht aufzuregen."**
* **"Ich führe meine Arbeit unter großen Spannungen durch."**

Eine deutsche Version der MAS ist die "Saarbrücker Liste" von SPREEN (1961). Die

Kinderform der MAS ist die "Children Manifest Anxiety Scale" (CMAS) von CASTANEDA, McCANDLESS & PALERMO (1956), dessen deutsche Version der K-A-T, "Kinder-Angst-Test" von THURNER & TEWES (1969).

Die MAS wurde aus Items des "Minnesota Multiphasic Personality Inventory" (MMPI) (HATHAWAY & McKINLEY 1943) entwickelt, einem umfangreichen Persönlichkeitsfragebogen, der zur differentiellen Diagnostik psychisch gestörter Patienten benutzt wird.

Die "Test Anxiety Scale" (TAS) (I.G. SARASON 1978; entwickelt 1958) und "General Anxiety Scale" (GAS) (I.G. SARASON 1972; entwickelt von GORDON & S.B. SARASON 1955; I.G. SARASON 1958) und ihre Kinderformen TASC (S.B. SARASON, DAVIDSON, LIGHTHALL & WAITE 1958) und GASC (S.B. SARASON, DAVIDSON, LIGHTHALL, WAITE & RUEBUSH 1960, deutsch 1971) sind Angstskalen, die *angstauslösende Situationen* im Alltag und in Prüfungssituationen abfragen. Die Items werden mit "ja" oder "nein" beantwortet. Einige Beispiele:

* **"Träumst du nachts manchmal, du seiest in der Schule und könntest die Fragen des (der) Lehrers (in) nicht beantworten?" (TASC)**
* **"Wenn du geprüft wirst, zittert dann die Hand ein wenig, mit der du schreibst?" (TASC)**
* **"Hast du ein komisches Gefühl, wenn du Blut siehst?" (GASC)**
* **"Wenn deine Mutter von zu Hause fort ist, machst du dir dann Sorgen, ob sie zurückkommen wird?" (GASC)**

Die IPAT-Angstskala (IPAT-ASQ = "Anxiety Scale Questionnaire" des "Institute for Personality and Ability Testing") von CATTELL & SCHEIER (1963) ist ein Fragebogen, der Angst als Wesenszug der Persönlichkeit, d.h. als eine relativ beständige übergeordnete Reaktionstendenz erfaßt.

Das "State-Trait Anxiety Inventory" (STAI) wurde von SPIELBERGER, GORSUCH & LUSHENE (1970) entwickelt. Die deutsche Version erschien (1981) von LAUX, GLANZMANN, SCHAFFNER & SPIELBERGER. Der Test besteht aus zwei getrennten Selbstbeschreibungs-Fragebögen, die Zustandsangst und Angst als Wesenszug erfassen sollen. Beide enthalten jeweils zwanzig kurze Aussagen wie "Ich bin aufgeregt", "Ich fühle mich wohl", "Ich bin verkrampft" für *Angst als Zustand* und "Ich neige dazu, alles zu schwer zu nehmen", "Ich bin ausgeglichen", "Enttäuschungen nehme ich so schwer, daß ich sie nicht vergessen kann" für *Angst als Eigenschaft.* Die Aussagen auf der State-Angst-Skala sollen nach dem *augenblicklichen* Gefühlszustand mit "fast nie", "manchmal", "oft" oder "fast immer" beantwortet werden. Für die Trait-Angst-Skala sollen von der Testperson diejenigen dieser Antworten gewählt werden, die am besten beschreiben, wie sie sich *im allgemeinen* fühlt.

BECKER entwickelte den "Interaktions-Angst-Fragebogen" (IAF) (1987) zur Erfassung des individuellen Ausprägungsgrades bereichsspezifischer Angstneigung. Er soll Hinweise auf den Angstgrad in bestimmten Situationsklassen geben. Auf einer sieben Punkte umfassenden Skala wird angekreuzt, wie angenehm oder unangenehm bestimmte Situationen für die zu testende Person sind. Die Skala reicht von "ziemlich unangenehm" bis "äußerst unangenehm". Der Grad der Lust/Unlust wird als Indikator für die Angstintensität gesetzt. Die Items beziehen sich auf sechs Situations*bereiche* der Angst, Faktoren, aus denen sich wiederum die beiden übergeordneten Faktoren "**Angst vor physischen und psychischen Angriffen**" und "**Angst vor Bewährungssituationen**" bilden.

Itembeispiele:
* **"Sie werden bei einer Lüge ertappt." (Faktor: Angst vor Normüberschreitung)**
* **"Es soll Ihnen vom Arzt mit einer dicken Nadel Blut entnommen werden."**
  (Faktor: Angst vor Erkrankungen und ärztlichen Behandlungen)
* **"Wie unangenehm wäre es Ihnen, jemanden, der Sie beleidigte, zur Rede zu stellen?"**
  (Faktor: Angst vor Selbstbehauptung)

Wichtig am IAF ist das individuelle "Profil" des Testergebnisses, nicht eine punktuelle Diagnose, denn aufschlußreicher als die Höhe der Angstneigungen ist der intraindividuelle Vergleich, also in welchen Situationsbereichen höhere Angst vorhanden ist und in welchen geringere.

7.2.2.3.2. Prüfungsangst

Der *eindimensionale* "Test Anxiety Questionnaire" (TAQ), entwickelt von MANDLER & S.B. SARASON (1952), ist dem TAS (I.G. SARASON 1978; vgl. 7.2.2.3.1.) in seinen Items recht ähnlich. Er kann zur Diagnose von Angstneigung in Prüfungssituationen eingesetzt werden. Die zu testende Person muß bei jeder Frage auf einer vorgegebenen Linie, entsprechend ihrer Reaktionsintensität, einen Punkt kennzeichnen (z.B. "Wie stark schwitzen Sie, während Sie an einem Gruppen-Intelligenztest teilnehmen?").

Zwei bekannte Meßinstrumente für Kinder sind der "Fragebogen für Schüler" (FS) von GÄRTNER-HARNACH (1972a; 1973) und der "Angstfragebogen für Schüler" (AFS) von WIECZERKOWSKI, NICKEL, JANOWSKI, FITTKAU & RAUER (1979). Beiden Angsttests liegt ein eindimensionales Prüfungsängstlichkeitsmodell zugrunde.

Der FS ist entwickelt worden für Schüler der Klassen fünf bis zehn (FS 5-10; GÄRTNER-HARNACH 1973) und für Schüler der Klassen elf bis dreizehn (FS 11-13; GÄRTNER-HARNACH 1972a). Der FS 11-13 beispielsweise umfaßt 31 Items (zuzüglich

8 Füllitems, die für die Testauswertung irrelevant sind), welche die persönlichkeitsspezifische Neigung zu Schul- und Prüfungsangst erfragen. Er enthält einige Items der Kinderform des TAS, TASC (SARASON et al. 1958) und des AAT (ALPERT & HABER 1960; s.u.).
Der AFS (WIECZERKOWSKI et al. 1979) ist geeignet für Kinder des 3.-10. Schuljahres und erfaßt Erfahrungen von Angst und Schulunlust über die drei Faktoren "Prüfungsangst", "allgemeine (manifeste) Angst" und "Schulunlust". Der Fragebogen verfügt über eine zusätzliche Skala, die die Neigung eines Kindes sich sozial erwünscht darzustellen, aufdecken soll.

Der "Achievement Anxiety Test" (AAT) von ALPERT & HABER (1960) ist ein *zweidimensionaler* Test, der Angstneigung in Prüfungssituationen mißt. Zwei voneinander unabhängige Fragebögen erfassen jeweils den leistungsfördernden Aspekt (Itembeispiel: "Ich arbeite am wirksamsten unter Druck, z.B. wenn die Aufgabe sehr wichtig ist.") und den leistungsmindernden Aspekt (Itembeispiel: "Meine Angst vor schlechten Noten senkt meine Leistungsfähigkeit in Prüfungen.") der Prüfungsangstneigung.

Das "Test Anxiety Inventory" (TAI) (SPIELBERGER, GONZALES, TAYLOR, ALGAZE & ANTON 1978; SPIELBERGER 1980; deutsche Version TAI-G von HODAPP, LAUX & SCHAFFNER 1979; HODAPP, LAUX & SPIELBERGER 1982) ist ein Selbsteinschätzungsfragebogen zur Prüfungsangstneigung, der auf den Komponenten "Besorgtheit" und "Aufgeregtheit" (auf sie beziehen sich je acht der zwanzig Testitems, vier gelten ganz allgemein der Prüfungsangst) basiert. Aussagen zu Prüfungssituationen, die das allgemeine Befinden und die Gedanken betreffen (z.B. "Je mehr ich mich bei einem Test anstrenge, desto verwirrter werde ich."), sollen auf einer vierstufigen Skala nach dem Grad ihres Zutreffens ("fast nie", "manchmal", "oft", "fast immer") angekreuzt werden. Eine erweiterte Neuentwicklung des TAI-G von HODAPP (getestete Vorform 1991) ist um zwei Komponenten von Leistungsängstlichkeit erweitert worden: "Mangel an Zuversicht" (Beispielitem: "Ich vertraue auf meine Leistung") und "Interferenz (Störung und Blockierung aufgabenbezogener Aktivität)" (Beispielitem: "Mir schießen plötzlich Gedanken durch den Kopf, die mich blockieren"). Mit dieser neuen Version soll der *Multidimensionalität* von Prüfungsangst entsprochen werden (HODAPP 1991).

"Reactions to Tests" (RTT) von SARASON (1984; dt. Übersetzung von QUAST, JERUSALEM & SARASON 1986) wird der Multidimensionalität von Prüfungsangst über vier Bereiche möglicher Reaktionsweisen in Prüfungssituationen gerecht:

[a] Besorgtheit ("worry"),
[b] Anspannung ("tension"),
[c] irrelevante Gedanken ("test-irrelevant thinking") und

[d] körperliche Symptome ("bodily symptoms").

Ein deutsches mehrdimensionales Meßinstrument ist das "Differentielle Angstinventar - Manifestationen" (DAI-MAN) von ROST & SCHERMER (in Vorbereitung; Vorform beschrieben in ROST & SCHERMER 1989c). Es handelt sich dabei um den Teilbereich eines Meßverfahrens zur differentiellen Leistungsangstdiagnostik, d.h. zur Diagnose verschiedener Erscheinungsweisen der Leistungsängstlichkeit: Das Modell der "Differentiellen Leistungsangstdiagnostik" von ROST & SCHERMER (1985; 1987; 1989a; vgl. Kap. 4.2.1.) differenziert vier Dimensionen von Leistungsangst: Angstauslösung, Angsterscheinungsweisen, Angstverarbeitung und Angststabilisierung. Die Angsterscheinungsweisen oder "Manifestationen von Leistungsangst" sind wiederum in die Bereiche "kognitive", "emotionale" und "physiologische" Manifestationen unterteilt. Aus diesen Bereichen setzt sich das DAI-MAN zusammen:

Über einen Fragebogen werden Erfahrungsweisen und Umgehensweisen mit Leistungsangst erfaßt. Die Items beziehen sich auf die drei Bereiche kognitive, emotionale und physiologische Angstmanifestation. Zusammen bilden diese Bereiche den globalen Indikator der *Erscheinungsweisen von Leistungsängstlichkeit* als eine Komponente von Leistungsangst. Beispielitems aus der Vorform:

" Wenn ich Angst habe, . . .

- **verstehe ich die Fragen nicht mehr."(kognitive Angstmanifestation),**
- **fühle ich mich mutlos." (emotionale Angstmanifestation),**
- **spüre ich mein Herz klopfen." (physiologische Angstmanifestation).**

7.2.3. Verhaltensbeobachtung

Die aus der Verhaltensbeobachtung gewonnenen Daten werden von CATTELL auch L-Daten (life-record) genannt. CATTELL (1978, 332) definiert L-Daten als "Angaben über die Lebensgeschichte in quantitativer Form, z.B. Häufigkeitswerte für Verhaltensweisen in natürlichen Lebenssituationen." Verhaltensbeobachtungen sind Fremdbeurteilungen, nicht Testwerte.

Neben dem Ausdrucksverhalten als motorischer Angst-Indikator kann das Leistungsverhalten und das Flucht- und Vermeidungsverhalten erfaßt werden.

Mögliches Anwendungsgebiet der Fremdbeurteilung durch Verhaltensbeobachtung kann der therapeutische Bereich sein (z.B. zur systematischen Desensibilisierung im Rahmen der Verhaltenstherapie von Angst).

Zusammenfassung

Angst verursacht Veränderungen der Verstandesfunktion, der Körperfunktionen und des Verhaltens. Es lassen sich bestimmen: a) kognitive Angstindikatoren als subjektive Bewertung von Bedrohungssituationen, b) affektive Indikatoren in Form eines unangenehmen Gefühlszustandes, c) physiologische Angstindikatoren wie Bluthochdruck, erhöhte Atemfrequenz, Erblassen, vermehrte Schweißsekretion und gebremste Magen-Darmtätigkeit durch die Aktivation des autonomen Nervensystems und d) motorische Angst-Indikatoren wie erhöhte Muskelspannung und motorische Unruhe, die mit drei Meßmethoden der Angst korrespondieren: Objektiven Tests auf physiologischer Ebene, Selbstauskünften auf verbal-subjektiver Ebene und Verhaltensbeobachtung auf motorischer Ebene.

(1.) Physiologische Meßverfahren

Physiologische Meßverfahren schließen von den körperlichen Begleiterscheinungen eines Angstzustandes auf das Konstrukt Angst. Zu ihnen gehören - weil sie ebenso wie physiologische Testverfahren geringe Face-Validity besitzen - auch die projektiven Tests, obwohl sie nur geringe Objektivität besitzen.

(2.) Verbal-subjektive Verfahren

Auf verbal-subjektiver Ebene lassen sich Selbsteinschätzungen, Eigenschaftslisten und Fragebogenverfahren als verschiedene Meßmethoden unterscheiden. Mit ihnen kann sowohl ein aktueller Angstzustand als auch dispositionelle Angst erfaßt werden; ebenso Angstarten wie z.b. Prüfungsangst. Fragebogenverfahren existieren als eindimensionale, zweidimensionale oder multidimensionale Tests.

(3.) Verhaltensbeobachtungen

Bei der Verhaltensbeobachtung werden in quantitativer Form lebensgeschichtliche Daten, Ausdrucksverhalten, Leistungsverhalten oder Vermeidungsverhalten erhoben; es handelt sich um Fremdbeurteilungen. Diese Methode findet insbesondere im Bereich der Verhaltenstherapie von Angst Anwendung.

A N H A N G

Verzeichnis der wichtigsten Angstfragebogen

KÜRZEL	LANGBEZEICHNUNG	AUTOR (Jahr)	QUELLE
AAT	Achievement Anxiety Test	ALPERT & HABER (1960)	s. Literatur
AF(FQ)	Angst-Fragebogen (Fear Questionnaire)	MARKS & MATHEWS (1990)	Beltz #)
AFS	Angstfragebogen für Schüler	WIECZERKOWSKI et al. (1979)	Beltz -) Hogrefe *) x) Westerm. &)
CAS	Child Anxiety Scale	GILLIS (1988)	Hogrefe *)
CMAS	Children Manifest Anxiety Scale; dtsch.: K-A-T	CASTANEDA et al. (1956)	s. Literatur
DAI-MAN	Differentielles Angstinventar - Manifestationen	ROST & SCHERMER (1989c)	s. Literatur
EMAS	Endler Multidimensional Anxiety Scales	ENDLER, EDWARDS & VITELLI (1989)	s. Literatur
FS 5-10	Fragebogen für Schüler zur Messung von Schulangst	GÄRTNER-HARNACH (1972a; 1973)	Beltz +) -)
G-A-S	Geburtsangstskala	LUKESCH (1983)	Hogrefe *) x)
GAS	General Anxiety Scale	SARASON (1958; 1978)	s. Literatur
GASC	General Anxciety Scale for Children	SARASON et al. (1960; 1971)	s. Literatur
IAF	Interaktions-Angst-Fragebogen	BECKER (1987)	Hogrefe *)
IPAT-ASQ	Anxiety Scale Questionnaire	CATTEL & SCHEIER (1963)	Hogrefe *) %)
K-A-T	Kinder-Angst-Test	THURNER & TEWES (1969)	Hogrefe *) x) %)

KÜRZEL	LANGBEZEICHNUNG	AUTOR (Jahr)	QUELLE
MAS	Manifest Anxiety Scale	TAYLOR (1953) dtsch.: SPREEN (1961): Saarbrücker Liste	s. Literatur
S-A-T	Der Schulangst-Test	HUSSLEIN (1978)	Hogrefe *) x)
STAI	Stait-Trait Anxiety Inventory	SPIELBERGER et al. (1970) deutsch: LAUX et al. (1981)	Beltz Test #) Hogrefe *) %)
RTT	Reactions to Tests	SARASON (1984) dtsch.: QUAST, JERUSALEM & SARASON (1986)	s. Literatur
TAI	Test Anxiety Inventory	SPIELBERGER et al. 1978; SPIELBERGER 1980; dtsch.: TAI-G HODAPP et al. 1979; 1982	s. Literatur
TAQ	Test Anxiety Questionnaire	MANDLER & SARASON (1952)	s.Literatur
TAS	Test Anxiety Scale	SARASON (1958; 1978)	s. Literatur
TASC	Test Anxiety Scale for Children	SARASON et al. (1958)	s. Literatur

*) Testzentrale des Berufsverbandes Deutscher Psychologen. Katalog . Stuttgart/Göttingen: Hogrefe (erscheint jährlich fortlaufend).

x) Psychologische Tests. Gesamtverzeichnis 1990. Göttingen: Hogrefe.

+) Handbuch: Schultests. Weinheim und Basel: Beltz 1990.

#) HANK, G., HAHLWEG, K. & KLANN, N. (1990). Diagnostische Verfahren für Berater. Materialien zur Diagnostik und Therapie in Ehe-, Familien- und Lebensberatung. Weinheim: Beltz Test.

&) Westermann Tests. Braunschweig.

%) STAUDENMAYER, P., BREMM, M.H. & JÄGER, R.S. (1987). Testdokumentation. Dokumentation der Testbibliothek des Deutschen Instituts für Internationale Pädagogische Forschung. 2. Teildokumentation: Persönlichkeits-Fragebogen. Göttingen: Verlag für Psychologie, Hogrefe.

-) Deutsche Schultests. Gesamtverzeichnis 1990/91. Weinheim und Basel: Beltz.

Literaturverzeichnis

ABRAMSON, L.Y., SELIGMAN, M.E.P. & TEASDALE, J.D. (1978). Learned helplessness in humans: Critique and reformulation. Journal of Abnormal Psychology , 87, 49-74.

ALBAS, CH.M. (1990). Anxiety and affiliation (or isolation?): A note on Teichman's study. Social Behavior and Personality, 18, 115-120.

ALBAS, D.C. & ALBAS, CH.M. (1984). Student life and exams: Stresses and coping strategies. Dubuque, IA: Kendall-Hunt.

ALPERT, R. & HABER, R.N. (1960). Anxiety in academic achievement situations. Journal of Abnormal and Social Psychology, 61, 207-215.

AUCHTER, U. (1990). Angst bei Kindern. Eine Untersuchung über die verschiedenen Angstformen. Acta Paedopsychiatrica, 53, 78-88.

BANDURA, A. (1977a). Social learning theory. Morristown, NJ: General Learning Press.

BANDURA, A. (1977b). Self-efficacy: Toward a unifying theory of behavioral change. Psychological Review, 84, 191-215.

BANDURA, A. (1989). Human agency in social cognitive theory. American Psychologist, 44, 1175-1184.

BAUMEISTER, R.F. & TICE, D.M. (1990). Anxiety and social exclusion. Journal of Social and Clinical Psychology, 9, 165-195.

BECKER, P. (1980). Studien zur Psychologie der Angst. Ein interaktionistischer Ansatz zur Messung und Erklärung normaler und pathologischer Angst. Weinheim: Beltz.

BECKER, P. (1987). Der Interaktions-Angstfragebogen (I-A-F). Testheft und Manual. Weinheim: Beltz.

BECKER-CARUS, C. (1981). Grundriß der Physiologischen Psychologie. Heidelberg: Quelle und Meyer.

BIRBAUMER, N. (Hrsg.) (1973). Neuropsychologie der Angst. München: Urban & Schwarzenberg.

BIRBAUMER N. (Hrsg.) (1977). Psychophysiologie der Angst. München: Urban & Schwarzenberg.

BIRBAUMER, N. (1977a). Angst als Forschungsgegenstand der experimentellen Psychologie. In BIRBAUMER, N. (Hrsg.). Psychophysiologie der Angst. München: Urban & Schwarzenberg, 1-14.

BREITKOPF, L. (1979). Strategien und damit assoziierte Belastungen von Kandidaten in mündlichen Prüfungen - die Theorie der Gelernten Hilflosigkeit übertragen auf das Verhaltensmuster der Prüfungsangst. Universität Bochum: Dissertation.

BRENNER, CH. (1986). Grundzüge der Psychoanalyse. Frankfurt: Fischer.

BRICKENKAMP, R. (Hrsg.) (1975). Handbuch psychologischer und pädagogischer Tests. Göttingen: Hogrefe.

BRICKENKAMP, R. (Hrsg.) (1983). Erster Ergänzungsband zum Handbuch psychologischer und pädagogischer Tests. Göttingen: Hogrefe.

BUSS, A. (1980). Self-consciousness and social anxiety. Oxford: Freeman.

BUSS, D.M. (1990). The evolution of anxiety and social exclusion. Journal of Social and Clinical Psychology, 9, 196-201.
BYRNE, D. (1961). The Repression-Sensitization-Scale: Rationale, reliability, and validity. Journal of Personality, 29, 334-349.
BYRNE, D. (1964). Repression-Sensitization as a dimension of personality. In: MAHER, B.A. (Ed.). Progress in experimental personality research, Vol. 1. New York: Academic Press, 169-220.

CASSEL, J. (1974). Psychosocial processes and stress: Theoretical formulation. International Journal of Health Services, 6, 471-482.
CASTANEDA, A., McCANDLESS, B.R. & PALERMO, D.S. (1956). The childrens form of the Manifest Anxiety Scale. Child Development, 27, 317-326.
CATTELL, R.B. (1966). Anxiety and motivation: Theory and crucial experiments. Anxiety and behavior. New York: Academic Press, 23-62.
CATTELL, R.B. (1978; engl. Originalausg. 1967). Die empirische Erforschung der Persönlichkeit. Weinheim: Beltz.
CATTELL, R.B., EBER, H.W. & TATSUOKA, M.M. (1970). Handbook for the Sixteen Personality Factor Questionnaire (16 PF). Champaign, Illinois: IPAT.
CATTELL, R.B. & SCHEIER, I.H. (1960). Stimuli releated to stress, neuroticism, excitation, and anxiety response patterns. Journal of Abnormal and Social Psychology , 60, 195-204.
CATTELL, R.B. & SCHEIER, I.H. (1961). The meaning and measurement of neuroticism and anxiety. New York: Ronald Press.
CATTELL, R.B. & SCHEIER, I.H. (1963). Handbook for the IPAT anxiety scale questionnaire. Champaign, Illinois: Institute for Personality and Ability Testing.
CHAPMAN, C.R. & COX, G.B. (1977). Determinants of anxiety in elective surgery patients. In: SPIELBERGER, C.D. & SARASON, I.G. (Eds.). Stress and anxiety (Vol. 4). Washington, D.C.: Hemisphere, 269-290.
COBB, S. (1976). Social support as a moderator of life stress. Psychosomatic Medicine, 38, 300-314.
CRONBACH, L.J. & SNOW, R.E. (1977). Aptitudes and instructional methods. New York: Irvington.

DAVISON, G.C. & NEALE, J.M. (1984). Klinische Psychologie. Ein Lehrbuch. München: Urban & Schwarzenberg.
DEFFENBACHER, J.L. (1980). Worry and emotionality in test anxiety. In: SARASON, I.G. (Ed.). Test anxiety: Theory, research, and applications. Hillsdale, N.J.: Lawrence Erlbaum Associates, 111-128.
DOCTOR, R.M. & ALTMAN, F. (1969). Worry and emotionality as components of test anxiety. Replication and further data. Psychological Reports, 24, 563-568.
DOLLARD, J. & MILLER, N.E. (1950). Personality and psychotherapy. An analysis in the terms of learning, thinking, and culture. New York: McGraw-Hill.
DORSCH, F. (Hrsg.) (1987). Psychologisches Wörterbuch. Bern: Huber.

ENDLER, N.S. (1975). A person-situation interaction model of anxiety. In: SPIELBERGER, C.D. & SARASON, I.G. (Eds.). Stress and anxiety. Vol. 1. Washington, D.C.: Hemisphere, 145-164.

ENDLER, N.S. (1983). Interactionism: A personality model but not yet a theory. In: PAGE, M.M. & DIENSTBIER, R. (Eds). Nebraska Symposium on Motivation, 1982: Personality - Current theory and research. Lincoln, NE: University of Nebraska Press, 155-200.

ENDLER, N.S., EDWARDS, J.M. & VITELLI, R. (1989). Endler Multidimensional Anxiety Scales: Manual. Los Angeles: Western Psychological Services.

ENDLER, N.S. & OKADA, M. (1975). A multidimensional measure of trait anxiety: The S-R Inventory of General Trait anxiousness. Journal of Consulting and Clinical Psychology, 43, 319-329.

ENDLER, N.S. & PARKER, J.D. (1990). Stress and anxiety: Conceptual and assessment issues. Special Issue: II-IV. Advances in measuring life stress. Stress Medicine, 6, 243-248.

EPSTEIN, S. (1973). Versuch einer Theorie der Angst. In: BIRBAUMER, N. (Hrsg.). Neuropsychologie der Angst. München: Urban & Schwarzenberg, 184-241.

ERIKSEN, C.W. (1950). Perceptual defense as a function of unacceptable needs. Unpubl. doct. diss., Stanford, Cal.: Stanford University.

FLÖTTMANN, H.B. (1989). Angst: Ursprung und Überwindung. Stuttgart: Kohlhammer.

FREUD, A. (1982). Das Ich und die Abwehrmechanismen. München: Kindler.

FREUD, S. (1894). Über die Berechtigung von der Neurasthenie einen bestimmten Symptomkomplex als "Angst-Neurose" abzutrennen. In FREUD, S. (1952). Gesammelte Werke, Bd. 1. London: Imago Publishing Co., Ltd.,313-342.

FREUD, S. (1917);(1977). Vorlesungen zur Einführung in die Psychoanalyse. Frankfurt: Fischer.

FREUD, S. (1923). Das Ich und das Es. In FREUD, S. (1940). Gesammelte Werke, Bd. 13. London: Imago Publishing Co., Ltd., 235-289.

FREUD, S. (1926). Hemmung, Symptom und Angst. In FREUD, S. (1948). Gesammelte Werke, Bd. 14. London: Imago Publishing Co., Ltd.,111-205.

GALLAGHER, D.J. (1990). Personality, coping, and performance: Relationships among anxiety and impulsivity, relevant coping strategies, and performance on academic examinations. Dissertation Abstracts International, Vol. 51 (3-B), 1536.

GÄRTNER-HARNACH, V. (1972). Angst und Leistung. Weinheim: Beltz.

GÄRTNER-HARNACH, V. (1972a). Fragebogen für Schüler für 11.-13. Klassen (FS 11-13). Weinheim: Beltz.

GÄRTNER-HARNACH, V. (1973). Fragebogen für Schüler für 5.-10. Klassen (FS 5-10). Weinheim: Beltz.

GILLIS, J.S. (1988). Child Anxiety Scale (CAS). Testzentrale des Berufsverbandes Deutscher Psychologen. Stuttgart/Göttingen: Hogrefe.

GORDON, E.M. & SARASON, S.B. (1955). The relationship between "Test Anxiety" and "Other Anxieties". Journal of Personality , 23, 317-323.

GORDON, J.E. (1957). Interpersonal predictions of repressors and sensitizers. Journal of Personality, 25, 686-698.

HÄCKER, H., SCHMIDT, L.R., SCHWENKMEZGER, P. & UTZ, H.E. (1975). Objektive Testbatterie. OA-TB 75. Manual. Weinheim: Beltz.

HACKFORT, D. & SCHWENKMEZGER, P. (1985). Angst und Angstkontrolle im Sport: Sportrelevante Ansätze und Ergebnisse theoretischer und empirischer Angstforschung. Köln: bps-Verlag.

HANK, G., HAHLWEG, K. & KLANN, N. (1990). Diagnostische Verfahren für Berater. Materialien zur Diagnostik und Therapie in Ehe-, Familien- und Lebensberatung. Weinheim: Beltz Test.

HATHAWAY, S.R. & McKINLEY, J.C. (1943). Manual for the Minnesota Multiphasic Personality Inventory. New York: Psychological Corporation.

HECKHAUSEN, H. (1980). Motivation und Handeln. Heidelberg: Springer.

HECKHAUSEN, H. (1981). Ein kognitives Motivationsmodell und die Verankerung von Motivkonstrukten. In: LENK, H. (Hrsg.). Handlungstheorien - interdisziplinär, Bd. 3,1: Verhaltenswissenschaftliche und psychologische Handlungstheorien. München: Wilhelm Fink, 283-352.

HERRMANN, T. (1969). Lehrbuch der empirischen Persönlichkeitsforschung. Göttingen: Hogrefe.

HERRMANN, T., HOFSTÄTTER, P.R., HUBER, H.P. & WEINERT, F.E. (Hrsg.) (1977). Handbuch psychologischer Grundbegriffe. München: Kösel.

HILTMANN, H. (1977). Kompendium der psychodiagnostischen Tests. Bern, Stuttgart, Wien: Huber.

HODAPP, V. (1991). Das Prüfungsängstlichkeitsinventar TAI-G: Eine erweiterte und modifizierte Version mit vier Komponenten. Zeitschrift für Pädagogische Psychologie, 5, 121-130.

HODAPP, V., LAUX, L. & SCHAFFNER, W. (1979). Test Anxiety Inventory. Preliminary German Version 4A. Mainz.

HODAPP, V., LAUX, L. & SPIELBERGER, C.D. (1982). Theorie und Messung der emotionalen und kognitiven Komponente der Prüfungsangst. Zeitschrift für Differentielle und Diagnostische Psychologie, 3, 169-184.

HÖFER, I.,WALLBOTT, H. & SCHERER, K. (1985). Messung multimodaler Streßindikatoren in Belastungssituationen: Person- und Situationsfaktoren. In: KROHNE, H.W. (Hrsg.). Angstbewältigung in Leistungssituationen. Weinheim: Edition Psychologie der VCH Verlagsgesellschaft, 94-114.

HOLROYD, K.A. & APPEL, M.A. (1980). Test anxiety and physiological responding. In: SARASON, I.G. (Ed.). Test anxiety: Theory, research, and applications. Hillsdale, N.J.: Lawrence Erlbaum Ass., 129-151.

HOUSTON, B.K. (1977). Dispositional anxiety and the effectiveness of cognitive coping strategies in stressful laboratory and classroom situations. In: SPIELBERGER, C.D. & SARASON, I.G. (Eds.). Stress and anxiety (Vol. 4). Washington, DC: Hemisphere, 205-226.

HULL, C.L. (1943). Principles of behavior. New York: Appleton-Century-Crofts.

HULL, C.L. (1952). A behavior system. New Haven: Yale University Press.

HUPPMANN, G. & HELLHAMMER, D. (1978). Aspekte der Angst-Furcht-Differenzierung. Zeitschrift für Klinische Psychologie, Psychopathologie und Psychotherapie, 26, 115-127.

HUSSLEIN, E. (1978). Der Schulangst-Test (SAT). Göttingen: Hogrefe.

IWAWAKI, S., et al. (1967). Manifest anxiety in Japanese, French, and United States children. Child Development, 38, 713-722.

IZARD, C.E. (1972). Patterns of emotions: A new analysis of anxiety and depression. New York: Academic Press.

IZARD, C.E. (1981). Die Emotionen des Menschen. Eine Einführung in die Grundlagen der Emotionspsychologie. Weinheim: Beltz.

IZARD, C.E. & TOMKINS, S.S. (1966). Affect and behavior: Anxiety as a negative affect. In: SPIELBERGER, C.D. (Ed.). Anxiety and behavior. New York: Academic Press, 81-125.

JACOBS, B. (1981). Angst in der Prüfung. Beiträge zu einer kognitiven Theorie der Angstentstehung in Prüfungssituationen. Frankfurt/Main: R.G. Fischer.

JACOBS, B. (1987). Bedrohung, Angst und Coping in Annäherung an eine Prüfung. Saarbrücken: Arbeitsberichte aus der Fachrichtung Angewandte Erziehungswissenschaft, Universität des Saarlandes, Nr. 10.

JACOBS, B. (1991). Aspekte der Bedrohung und ihrer Verarbeitung beim Herannahen an eine Prüfung. Zeitschrift für Pädagogische Psychologie, 5, 145-154.

JACOBS, B. & STRITTMATTER, P. (1979). Der schulängstliche Schüler. Eine empirische Untersuchung über mögliche Ursachen und Konsequenzen der Schulangst. München: Urban & Schwarzenberg.

JERUSALEM, M. (1985). A longitudinal field study with trait worry and trait emotionality: Methodological problems. In: VAN DER PLOEG, H.M., SCHWARZER, R. & SPIELBERGER, C.D. (Eds.). Advances in test anxiety research (Vol. 4). Lisse: Swets & Zeitlinger, 23-24.

JERUSALEM, M. (1990). Temporal patterns of stress appraisal for high- and low-anxious individuals. Anxiety Research, 3, 113-129.

JOHNSON, J.G. & MILLER, S.M. (1990). Attributional, life-event, and affective predictors of onset of depression, anxiety, and negative attributional style. Cognitive Therapy and Research, 14, 417-430.

JUSTICE, B. (1989). "Wer wird krank?" Hamburg: Kabel.

KERRES, M. (1988). Prüfungsangst und -bewältigung: Eine Untersuchung zu selbstregulativen Aktivitäten im Prüfungsgeschehen. Frankfurt/Main: Lang.

KERRES, M., WROBEL, H. & LAZARUS-MAINKA, G. (1991). Komponenten der Prüfungsängstlichkeit und semantisches Gedächtnis. Zeitschrift für Pädagogische Psychologie, 5, 155-161.

KIERKEGAARD, S. (1952). Der Begriff Angst. Vorworte. Düsseldorf: Eugen Diedrichs.

KIM, J.O. & MUELLER, CH.W. (1978). Factor analysis. Statistical methods and practical issues. Beverly Hills: Sage Publications.

KIM, M.-J. (1988). Prüfungsangst und andere psychosoziale Merkmale: Ein Beitrag zur interkulturellen Diagnostik. Philosophische Fakultät der Universität Düsseldorf: Dissertation.

KING, P.R. & ENDLER, N.S. (1990). Interactional anxiety and the evaluation of driving skills: An empirical examination of a composite predictor for state anxiety. Canadian Journal of Behavioural Science, 22, 13-19.

KLEITER, E.F. (1987). Generalität und Binnenstruktur von Persönlichkeitseigenschaften. Mehrebenen-Analysen als Ausweg aus der Personalismus-Situationismus-Debatte. Weinheim: Deutscher Studien Verlag.

KLEITER, E.F. (1988). Lehrbuch der Statistik in KMSS. Band 1/1: Überblick und niedrig-komplexe Verfahren. Weinheim: Deutscher Studien Verlag.

KOHLMANN, C.W. & KROHNE, H.W. (1985). Der Einfluß elterlicher Erziehung auf die Leistung und Angst des Kindes in der Schule. Mainzer Berichte zur Persönlichkeitsforschung. Mainz: Johannes Gutenberg-Universität, Psychologisches Institut, Abteilung Persönlichkeitspsychologie.

KROHNE, H.W. (1975). Angst und Angstverarbeitung. Stuttgart: Kohlhammer.

KROHNE, H.W. (1980). Prüfungsangst: Defensive Motivation in selbstwertrelevanten Situationen. Unterrichtswissenschaft, 8, 242.

KROHNE, H.W. (1980a). Angsttheorie: Vom mechanistischen zum kognitiven Ansatz. Psychologische Rundschau, 31, 12-29.

KROHNE, H.W. (1981). Theorien zur Angst (2., durchges. u. erg. Aufl.). Stuttgart: Kohlhammer.

KROHNE, H.W. (Hrsg.) (1985). Angstbewältigung in Leistungssituationen. Weinheim: Edition Psychologie der VCH Verlagsgesellschaft.

KROHNE, H.W. (1985a). Das Konzept der Angstbewältigung. In: KROHNE, H.W. (Hrsg.). Angstbewältigung in Leistungssituationen. Weinheim: Edition Psychologie der VCH Verlagsgesellschaft, 1-13.

KROHNE, H.W. (1985b). Entwicklungsbedingungen von Ängstlichkeit und Angstbewältigung: Ein Zweiprozeß-Modell elterlicher Erziehungswirkung. In: KROHNE, H.W. (Hrsg.). Angstbewältigung in Leistungssituationen. Weinheim: Edition Psychologie der VCH Verlagsgesellschaft, 135-160.

KROHNE, H.W. (1985c). Elterliche Erziehungsstile und die Entwicklung von Ängstlichkeit und Angstbewältigung beim Kind: Vol. 1. Theoretische Grundlagen und empirische Indikatoren. Mainz: Johannes Gutenberg-Universität, Psychologisches Institut.

KROHNE, H.W. & ROGNER, J. (1985). Mehrvariablen-Diagnostik in der Bewältigungsforschung. In: KROHNE, H.W. (Hrsg.). Angstbewältigung in Leistungssituationen. Weinheim: Edition Psychologie der VCH Verlagsgesellschaft, 45-62.

KROHNE, H.W., WIGAND, A. & KIEHL, E. (1985). Konstruktion eines multidimensionalen Instruments zur Erfassung von Angstbewältigungstendenzen. In: KROHNE, H.W. (Hrsg.). Angstbewältigung in Leistungssituationen. Weinheim: Edition Psychologie der VCH Verlagsgesellschaft, 63-77.

LAUX, L. & GLANZMANN, P. (1987). A self-presentational view of test anxiety. In: SCHWARZER, R., VAN DER PLOEG, H.M. & SPIELBERGER, C.D. (Eds.). Advances in test anxiety research (Vol. 5). Amsterdam/Lisse-Berwyn: Swets & Zeitlinger-Swets North America, 31-37.

LAUX, L., GLANZMANN, P., SCHAFFNER, P. & SPIELBERGER, C.D. (1981). STAI. Das State-Trait-Angstinventar. Weinheim: Beltz Tests.

LAZARUS, R.S. (1966). Psychological stress and the coping process. New York: McGraw-Hill.

LAZARUS, R.S. & AVERILL, J.R. (1972). Emotion and cognition: With special reference to anxiety. In: SPIELBERGER, C.D. (Ed.). Anxiety: Current trends in theory and research, Vol. 2. New York: Academic Press, 241-283.

LAZARUS, R.S., AVERILL, J.R. & OPTON, E., M. (1973). Ansatz zu einer kognitiven Gefühlstheorie. In: BIRBAUMER, N. (Hrsg.). Neuropsychologie der Angst. München: Urban & Schwarzenberg, 158-183.

LAZARUS, R.S. & FOLKMAN, S. (1984). Stress, appraisal, and coping. New York: Springer.

LAZARUS, R.S. & LAUNIER, R. (1981). Streßbezogene Transaktionen zwischen Person und Umwelt. In: NITSCH, J.R. (Hrsg.). Streß. Theorien, Untersuchungen, Maßnahmen. Bern: Huber, 213-259.

LAZARUS, R.S. & OPTON, E.M. (1966). The study of psychological stress: A summary of theoretical formulations and experimental findings. In: SPIELBERGER, C.D. (Ed.). Anxiety and behavior. New York: Academic Press, 225-262.

LIEBERT, R.M. & MORRIS, L.W. (1967). Cognitive and emotional component of test anxiety: A distinction and some initial data. Psychological Reports, 20, 975-978.

LISSMANN, U. (1976). Schulleistung und Schulangst: Eine multivariate Untersuchung im 5. Schuljahr in Gesamtschulen. Weinheim, Basel: Beltz.

LÖSER, W. (1988). Einflußfaktoren bei (Schul)angst in der ersten Phase der Orientierungsstufe. Frankfurt/Main: Peter Lang GmbH.

LUKESCH, H. (1983). Geburtsangstskala (G-A-S). Testzentrale des Berufsverbandes Deutscher Psychologen. Stuttgart/Göttingen: Hogrefe.

MALMO, R.B. (1966). Studies of anxiety: Some clinical origins of the activation concept. In: SPIELBERGER, C.D. (Ed.). Anxiety and behavior. New York: Academic Press, 157-177.

MANDLER, G. & SARASON, S.B. (1952). A study of anxiety and learning. Journal of Abnormal and Social Psychology , 47, 166-173.

MARKS, I.M. & MATHEWS, A.M. (1990). AF (FQ). Angst-Fragebogen. Selbstbeurteilungsverfahren. Fear Questionnaire. In: HANK, G., HAHLWEG, K. & KLANN, N.. Diagnostische Verfahren für Berater. Weinheim: Beltz Test, 263-267.

MASLOW, A. (1970). Motivation and personality. New York: Harper & Row.

MATTAX, N.G. (1990). The effectiveness of preoperative information on the reduction of anxiety in cataract surgery patients. Dissertation Abstracts International, 50, 5325.

McREYNOLDS, P. (1968). The assessment of anxiety: A survey of available techniques. In: McREYNOLDS, P. (Ed.). Advances in psychological assessment, Vol. 1. Palo Alto: Science and Behavior Books, 244-264.

MEECE, J.L., WIGFIELD, A. & ECCLES, J.S. (1990). Predictors of math anxiety and its influence on young adolescents' course enrollment intentions and performance in mathematics. Journal of Educational Psychology, 82, 60-70.

MEICHENBAUM, D. (1977). Cognitive behavior modification: An integrative approach. New York: Plenum Press.

MEICHENBAUM, D. & BUTLER, L. (1980). Toward a conceptual model for the treatment of test anxiety: Implications for research and treatment. In: SARASON, I.G. (Ed.). Test anxiety: Theory, research, and applications. Hillsdale: Lawrence Erlbaum Associates, 187-208.

MENGE, H. & GÜTHLING, O. (Hrsg.) (1965). Enzyklopädisches Wörterbuch der lateinischen und deutschen Sprache. 1.Teil, Lateinisch-Deutsch. Berlin: Langenscheidt.

MILLER, N.E. (1948). Studies of fear as an acquirable drive: I. Fear as motivation and fear-reduction as reinforcement in the learning of new responses. Journal of Experimental Psychology, 38, 89-101.

MISCHEL, W. (1973). Toward a cognitive social learning reconceptualization of personality. Psychological Review, 80, 252-283.

MISCHEL, W. (1976). Introduction to personality (2nd. Edn.). New York: Holt, Rinehart & Winston.

MISCHEL, W. (1981). A cognitive-social learning approach to assessment. In: MERLUZZI, T.V., GLASS, C.R. & GENEST, M. (Eds.). Cognitive assessment. New York: Guilford, 479-502.

MITCHELL, R.E. & TRICKETT, E.J. (1980). Task force report: Social networks as mediators of social support. An analysis of the effects and determinants of social networks. Community Mental Health Journal, 16, 27-44.

MOWRER, O.H. (1939). A stimulus-reponse analysis of anxiety and its role as an reinforcing agent. Psychological Review , 46, 553-565.

MOWRER, O.H. (196O). Learning theory and behavior. New York: Wiley.

MURRAY, H.A. (1943). Thematic apperception test. Cambridge: Harvard UP. Bern: Huber (Kommissionsverlag).

OVERALL, J.E. & KLETT, C.J. (1972). Applied Multivariate Analysis. New York: McGraw-Hill.

PEKRUN, R. (1984). An expectancy-value model of anxiety. In: VAN DER PLOEG, H.M., SCHWARZER, R. & SPIELBERGER, C.D. (Eds.). Advances in test anxiety research (Vol. 3). Lisse/Hillsdale, N.J.: Swets & Zeitlinger/Erlbaum, 63-72.

PEKRUN, R. (1985). Erwartungs-Wert-Theoretische Überlegungen zur Angstgenese. In: ALBERT, D. (Hrsg.). Bericht über den 34. Kongreß der Deutschen Gesellschaft für Psychologie in Wien (1984), Bd. 1. Göttingen: Hogrefe, 299-302.

PEKRUN, R. (1991). Prüfungsangst und Schulleistung: Eine Längsschnittanalyse. Zeitschrift für Pädagogische Psychologie, 5, 99-109.

PERVIN, L.A. (1987). Persönlichkeitstheorien. München: E. Reinhardt.

PETERMANN, F. (1986). Zehn Jahre "Erlernte Hilflosigkeit" in Theorie, Forschung und Anwendung. Nachwort zu SELIGMAN, M.E.P. Erlernte Hilflosigkeit. München-Weinheim: Psychologie Verlags Union, Urban & Schwarzenberg, 209-246.

PHILLIPS, B.N., MARTIN, R.P. & MEYERS, J. (1972). Interventions in relation to anxiety in school. In: SPIELBERGER, C.D. (Ed.). Anxiety: Current trends in theory and research, Vol. 2. New York: Academic Press, 409-464.

PÖLDINGER, W. (Hrsg.) (1988). Angst und Angstbewältigung. Bern: Huber.

PRYSTAV, G. (1985). Der Einfluß der Vohersagbarkeit von Streßereignissen auf die Angstbewältigung in Leistungssituationen. In: KROHNE, H.W. (Ed.). Angstbewältigung in Leistungssituationen. Weinheim: Edition Psychologie der VCH Verlagsgesellschaft, 14-44.

QUAST, H.-H., JERUSALEM, M. & SARASON, I.G. (1986). Reaktions-Tendenzen gegenüber Tests RTT-G. In SCHWARZER, R. (Hrsg.). Skalen zur Befindlichkeit und Persönlichkeit. Forschungsbericht (5.) Berlin: Institut für Psychologie, Pädagogische Psychologie, Freie Universität, 139-155.

RHEINBERG, F. (1980). Leistungsbewertung und Lernmotivation. Motivationsforschung (Bd. 8). Göttingen: Hogrefe.

RICHARDSON, F.C. & WOOLFOLK, R.L. (1980). Mathematics anxiety. In: SARASON, I.G. (Ed.). Test anxiety: Theory, research, and applications. Hillsdale, N.J. : Erlbaum, 271-288.

ROFÉ, Y. (1984). Stress and affiliation: A utility theory. Psychological Review, 91, 235-250.

ROFÉ, Y. & LEWIN, I. (1988). Social comparison or utility: An experimental examination. Social Behavior and Personality, 16, 5-10.

RORSCHACH, H. (1962). Psychodiagnostik. Methodik und Ergebnisse eines wahrnehmungsdiagnostischen Experiments 'Deutenlassen von Zufallsformen'. Bern: Huber.

ROST, D.H. & HAFERKAMP, W. (1979). Schulangst. Konzept, Auswirkungen, Diagnose, Modifikation. Berichte und Arbeiten aus dem Institut für Grundschulforschung, Erziehungswissenschaftliche Fakultät der Universität Erlangen-Nürnberg.

ROST, D.H. & SCHERMER, F.J. (1985). Auf dem Weg zu einer differentiellen Diagnostik der Leistungsangst. Bericht aus dem Fachbereich Psychologie der Philipps-Universität Nr. 85. Marburg: Philipps-Universität.

ROST, D.H. & SCHERMER, F.J. (1986). Strategien der Prüfungsangstverarbeitung. Zeitschrift für Differentielle und Diagnostische Psychologie, 7, 127-139.

ROST, D.H. & SCHERMER, F.J. (1987). Auf dem Weg zu einer differentiellen Diagnostik der Leistungsangst. Psychologische Rundschau, 38, 14-36.

ROST, D.H. & SCHERMER, F.J. (1989). "Reaktionsweisen gegenüber Tests" (RTT) und "Manifestationen von Leistungsangst" (DAI-MAN): una eademque res? Zeitschrift für Differentielle und Diagnostische Psychologie, 10, 169-179.

ROST, D.H. & SCHERMER, F.J. (1989a). The various facets of test anxiety: A subcomponent model of test anxiety measurement. In: SCHWARZER, R., VAN DER PLOEG, H.M. & SPIELBERGER, C.D. (Eds.). Advances in test anxiety research (Vol. 6). Amsterdam/Berwyn, PA: Swets & Zeitlinger-Swets North America, 37-52.

ROST, D.H. & SCHERMER, F.J. (1989b). The assessment of coping with test anxiety. In: SCHWARZER, R., van der PLOEG, H.M. & SPIELBERGER, C.D. Advances in test anxiety research (Vol. 6). Amsterdam/Lisse-Berwyn: Swets & Zeitlinger-Swets North America, 179-191.

ROST, D.H. & SCHERMER, F.J. (1989c). Diagnostik des Leistungsangsterlebens. Diagnostica, 35, 287-314.

ROST, D.H. & SCHERMER, F.J. (1991). Dimensionen der Leistungsangstauslösung. Zeitschrift für Pädagogische Psychologie, 5, 131-144.

ROST, D.H., SCHERMER, F.J. & SCHARFENSTEIN, A. (1987). Komponenten der Leistungsangststabilisierung. Zeitschrift für Differentielle und Diagnostische Psychologie, 8, 275-289.

ROTTER, J.B. (1972). Beliefs, social attitudes, and behavior: A social learning analysis. In: ROTTER, J.B., CHANCE, J.B. & PHARES, E.J. (Eds.). Applications of a social learning theory of personality. New York: Holt, Rinehart & Winston.

SACHSE, R. (1982). Kognitionsanalyse und kognitive Therapien. Stuttgart: Kohlhammer.

SARASON, I.G. (1958). Interrelationship among individual difference variables, behavior in psychotherapy, and verbal conditioning. Journal of Abnormal and Social Psychology, 56, 339-344.

SARASON, I.G. (1972). Experimental approaches to test anxiety: Attention and the uses of information. In: SPIELBERGER, C.D. (Ed.). Anxiety: Current trends in the theory and research, Vol. 2. New York: Academic Press, 381-403.

SARASON, I.G. (1978). The Test Anxiety Scale: Concept and research. In: SPIELBERGER, C.D. & SARASON, I.G. (Eds.). Stress and anxiety, Vol. 5. New York: Hemisphere & Wiley.

SARASON, I.G. (Ed.) (1980). Test anxiety: Theory, research, and applications. Hillsdale, N.J.: Lawrence Erlbaum Associates.

SARASON, I.G. (1984). Stress, anxiety, and cognitive interference: Reactions to Tests. Journal of Personality and Social Psychology, 46, 929-938.

SARASON, I.G., SARASON, B.R. & PIERCE, G.R. (1990). Anxiety, cognitive interference, and performance. Special Issue: Communication, cognition, and anxiety. Journal of Social Behavior and Personality, 5, 1-18.

SARASON, S.B., DAVIDSON, K.S., LIGHTHALL, F.F. & WAITE, R.R. (1958). A test anxiety scale for children. Child Development, 29, 105-112.

SARASON, S.B., DAVIDSON, K.S., LIGHTHALL, F.F., WAITE, R.R. & RUEBUSH, B.K. (1971, am. Originalausg. 1960). Angst bei Schulkindern. Ein Forschungsbericht. Rosenheim: Ernst Klett.

SARNOFF, J. & ZIMBARDO, P.G. (1961). Anxiety, fear, and social affiliation. Journal of Abnormal Social Psychology, 62, 356-363.

SARNOFF, J., LIGHTHALL, F.F., WAITE, R.R., DAVIDSON, K.S. & SARASON, S.B. (1958). A cross-cultural study of anxiety among American and English school children. Journal of Educational Psychology, 49, 129-137.

SCHACHTER, S. (1959). The psychology of affiliation. Stanford, Ca.: Stanford University Press.

SCHACHTER, S. (1966). The interaction of cognitive and physiological determinants of emotional , state. In: SPIELBERGER, C.D. (Ed.). Anxiety and behavior. New York: Academic Press, 193-224.

SCHACHTER, S. & SINGER, J.E. (1962). Cognitive, social, and physiological determinants of emotional state. Psychological Review, 69, 379-399.

SCHELL, H. (1972). Angst und Schulleistung. Göttingen: Hogrefe.

SCHNEEWIND, K.A., SCHRÖDER, G. & CATTELL, R.B. (1983). Der 16-Persönlichkeits-Faktoren-Test (16PF). Stuttgart: Huber.

SCHÖNPFLUG, W. & SCHÖNPFLUG, U. (1983). Psychologie. Allgemeine Psychologie und ihre Verzweigungen in die Entwicklungs-, Persönlichkeits- und Sozialpsychologie. München: Urban & Schwarzenberg.

SCHWARZER, CH. & DEIBL-GROBSCHMIDT, R. (1986). Social anxiety in German and Turkish High School students. In: SCHWARZER, C. (Ed.). Two studies of anxiety. Arbeitsberichte aus der Abteilung für Bildungsforschung und Pädagogische Beratung des Erziehungswissenschaftlichen Instituts, 4, 3-11.

SCHWARZER, R. (1975). Schulangst und Lernerfolg. Düsseldorf: Schwann.

SCHWARZER, R. (1979). Was wird aus ängstlichen Grundschülern? Zeitschrift für Entwicklungspsychologie und Pädagogische Psychologie, 11, 261-271.

SCHWARZER, R. (1983). Angst. In: MANDL, H. & HUBER, G.L. (Hrsg.). Emotion und Kognition. München: Urban & Schwarzenberg, 123-147.

SCHWARZER, R. (1987). Streß, Angst und Hilflosigkeit: Die Bedeutung von Kognitionen und Emotionen bei der Regulation von Belastungssituationen. Stuttgart: Kohlhammer.

SCHWARZER, R. & QUAST, H.-H. (1985). Multidimensionality of the anxiety experience: Evidence for additional components. In: VAN DER PLOEG, H.M., SCHWARZER, R. & SPIELBERGER, C.D. (Eds.). Advances in test anxiety research, Vol. 4. Lisse-Berwyn: Swets & Zeitlinger, 3-14.

SCHWARZER, R. & STEINHAGEN, K. (1975). Adaptiver Unterricht. Beiträge zur Wechselwirkung von Schülermerkmalen und Unterrichtsmethoden. München: Kösel.

SEIDENSTÜCKER, G. & WEINBERGER, L. (1978). Entwicklung einer Angstliste. Diagnostica 24, 78-88.

SEIPP, B. & SCHWARZER, CH. (1991). Angst und Leistung - Eine Meta-Analyse empirischer Befunde. Zeitschrift für Pädagogische Psychologie, 5, 85-97.

SELIGMAN, M.E.P. (1986, am. Originalausg. 1975). Erlernte Hilflosigkeit. München-Weinheim: Psychologie Verlags Union, Urban & Schwarzenberg.

SELYE, H. (1950). The physiology and pathology of exposure to stress. Montreal: Acta, Inc.

SELYE, H. (1980). Selye's guide to stress research. New York: Van Nostrand Reinhold.

SIEBER, J.E. (1980). Defining test anxiety: Problems and approaches. In: SARASON, I.G. (Ed.). Test anxiety: Theory, research, and applications. Hillsdale, N.J.: Erlbaum, 15-40.

SÖRENSEN, M. (1990). Versuch einer Systematik der Angstpsychologie. Unveröffentl. Dipl.-Arb., Flensburg: PH-Bibliothek.

SPANDL, O.P. (1979). Die Angst des Schulkindes und ihre Überwindung. Ein praktischer Leitfaden zur Erkenntnis und zum Abbau von Schul-, Leistungs- und Prüfungsangst. Freiburg: Herder.

SPENCE, J.T. & SPENCE, K.W. (1966). The motivational components of manifest anxiety: Drive and drive stimuli. In: SPIELBERGER, C.D. (Ed.). Anxiety and behavior. New York: Academic Press, 291-326.

SPENCE, K.W. (1958). A theory of emotionally based drive (D) and its relation to performance in simple learning situations. American Psychologist, 13, 131-141.

SPENCE, K.W. & TAYLOR, J.A. (1951). Anxiety and strength of the US as determiners of the amount of eyelid conditioning. Journal of Experimental Psychology, 42, 183-188.

SPIELBERGER, C.D. (Ed.) (1966). Anxiety and behavior. New York: Academic Press.

SPIELBERGER, C.D. (1966a). Theory and research on anxiety. In: SPIELBERGER, C.D. (Ed.). Anxiety and behavior. New York: Academic Press, 3-20.

SPIELBERGER, C.D. (1972). Anxiety as an emotional state. In: SPIELBERGER, C.D. (Ed.). Anxiety: Current trends in theory and research, Vol. 1. New York: Academic Press, 23-49.

SPIELBERGER, C.D. (1980). Test Anxiety Inventory (Test Attitude Inventory). Preliminary professional manual. Palo Alto, CA: Consulting Psychologists Press.

SPIELBERGER, C.D. & DIAZ-GUERRERO, R. (Eds.) (1976). Cross-cultural anxiety, Vol. 1. Washington, D.C.: Hemisphere.

SPIELBERGER, C.D., GONZALES, H.P., TAYLOR, C.J., ALGAZE, B. & ANTON, W.D. (1978). Examination stress and test anxiety. In: SPIELBERGER, C.D. & SARASON, I.G. (Eds.). Stress and anxiety, Vol. 5. New York: Hemisphere & Wiley.

SPIELBERGER, C.D., GORSUCH, R.L. & LUSHENE, R.E. (1970). STAI Manual for the State-Trait Anxiety Inventory. Palo Alto: Consulting Psychologists Press.

SPIELBERGER, C.D. & SARASON, I.G. (Eds.) (1975). Stress and anxiety, Vol. 1. Washington, D.C.: Hemisphere.

SPIELBERGER, C.D. & SARASON, I.G. (Eds.) (1977). Stress and anxiety, Vol. 4. Washington, D.C.: Hemisphere.

SPIELBERGER, C.D. & SARASON, I.G. (Eds.) (1978). Stress and anxiety, Vol. 5. New York: Hemisphere & Wiley.

SPREEN, O. (1961). Konstruktion einer Skala zur Messung der manifesten Angst in experimentellen Situationen. Psychologische Forschung, 26, 205-223.

STAUDENMAYER, P., BREMM, M.H. & JÄGER, R.S. (1987). Testdokumentation. Dokumentation der Testbibliothek des Deutschen Instituts für Internationale Pädagogische Forschung. 2. Teildokumentation: Persönlichkeits-Fragebogen. Göttingen: Verlag für Psychologie, Hogrefe.

STEINER, G. (1988). Lernen. 20 Szenarien aus dem Alltag. Bern: Hans Huber.

SUPERSAXO, A., PERREZ, M. & KRAMIS, J. (1987). The influence of teacher attributions on tendencies of causal attribution and anxiety in pupils. Forschungsbericht der Universität Fribourg/Schweiz, Institut für Psychologie, 64, 1-9.

TAYLOR, J.A. (1951). The relationship of anxiety to the conditioned eyelid response. Journal of Experimental Psychology , 41, 81-92.

TAYLOR, J.A. (1953). A personality scale of manifest anxiety. Journal of Abnormal and Social Psychology, 48, 285-290.

TAYLOR, J.A. (1956). Drive theory and manifest anxiety. Psychological Bulletin, 53, 303-320.

TEICHMAN, Y. (1987). Affiliation and self-disclosure in a specific ego threat situation. Personality and Individual Differences, 8, 807-812.

THOMPSON, S.C., NANNI, CH. & SCHWANKOVSKY, L. (1990). Patient-oriented interventions to improve communication in a medical office visit. Health Psychology, 9, 390-404.

THURNER, F. (1970). Ängstlichkeit: Eine Persönlichkeitsvariable und ihre Auswirkungen. Psychologische Rundschau, 21, 187-213.

THURNER, F. & TEWES, U. (1969). Der Kinder-Angst-Test (K-A-T-). Ein Fragebogen zur Erfassung des Ängstlichkeitsgrades von Kindern ab 9 Jahren. Göttingen: Hogrefe.

TIEDEMANN, J. (1977). Leistungsversagen in der Schule. München: Goldmann.

TREIBER, B. (1981). Attribute-Treatment Interaction (ATI). In: SCHIEFELE, H. & KRAPP, A. (Hrsg.). Handlexikon Pädagogische Psychologie. München: Ehrenwert.

ULICH, D., MAYRING, P. & STREHMEL, P. (1983). Streß. In: MANDL, H. & HUBER, G.L. (Hrsg.). Emotion und Kognition. München: Urban & Schwarzenberg, 183-216.

WEINBERGER, D.A., SCHWARTZ, G.E. & DAVIDSON, R.J. (1979). Low-anxious, high-anxious, and repressive coping styles: Psychometric patterns and behavioral and physiological responses to stress. Journal of Abnormal Psychology, 88, 369-380.

WEINER, B. (1979). A theory of motivation for some classroom experiences. Journal of Educational Psychology, 71, 3-25.

WEISS, H.-J. (1986). Attribution, Wichtigkeit und Prüfungsangst. Pfaffenweiler: Centaurus.

WEISS, H.-J. (1989). Prüfungsangst: Wie entsteht sie?; Was richtet sie an?; Wie begegne ich ihr? München: Lexika-Verlag.

WIECZERKOWSKI, W., NICKEL, H., JANOWSKI, F., FITTKAU, B. & RAUER, W. (1979). Angstfragebogen für Schüler (AFS). Göttingen: Hogrefe.

WINE, J.D. (1971). Test anxiety and direction of attention. Psychological Bulletin, 76, 92-104.

WINE, J.D. (1980). Cognitive-attentional theory of test anxiety. In: SARASON, I.G. (Ed.). Test anxiety: Theory, research, and applications. Hillsdale, N.J.: Erlbaum, 349-385.

YERKES, R.M. & DODSON, J.D. (1908). The relationship of strength of stimulus to rapidity of habit-formation. Journal of Comparative Neurology and Psychology, 18, 459-482.

ZUCKERMAN, M. & LUBIN, B. (1965). Manual for multiple affect adjective check list. San Diego: Educational and Industrial Testing Service.

Personenregister

Sachregister

Bettina Girgensohn-Marchand

Der Mythos Watzlawick und die Folgen

Eine Streitschrift gegen systemisches und konstruktivistisches Denken in pädagogischen Zusammenhängen.
1992. 154 S. Br
DM 28,– / öS 219,– / sFr 29,30
(3 89271 353 7)

Systemisches Denken und die Kommunikationstheorie Watzlawicks sind Allgemeingut geworden. Der Konstruktivismus, auch von Watzlawick propagiert, gewinnt an Bedeutung. Neuerdings wird eine systemische Pädagogik entwickelt. Die Autorin macht geltend, daß alle diese scheinbar so revolutionären Ideen einer nüchternen Überprüfung nicht standhalten. Die pragmatische Kommunikationstheorie ist verführerisch und scheint dem Alltagsverständnis zu dienen. Bei einer kritischen Betrachtung entlarvt sie sich jedoch als entweder widersprüchlich und ungereimt oder als trivial. Dies gilt auch für den radikalen Konstruktivismus, der darüber hinaus noch gefährlich ist, weil mit ihm alles möglich und erlaubt scheint. Die systemische Pädagogik schließlich ist einfach unhaltbar. Die Autorin warnt davor, neue Paradigmen blindlings zu akzeptieren, und erinnert an bewährte psychologische und sozialpsychologische Erkenntnisse, die weniger spektakulär, aber immer noch präziser sind. Sie möchte vor allem Studierenden Mut machen, auch Autoritäten nicht einfach zu vertrauen.

DEUTSCHER
STUDIEN
VERLAG

Postfach 100154
69441 Weinheim

Preisänderung vorbehalten / DSV_604